MW00578560

EDICIONES
Lea

Graciela Pérez Martínez

Curar
con las manos

El Toque Terapéutico Transpersonal

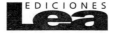

EDICIONES
Lea

Curar con las manos
es editado por
EDICIONES LEA S.A.
Charcas 5066 C1425BOD
Ciudad de Buenos Aires, Argentina.
E-mail: info@edicioneslea.com
Web: www.edicioneslea.com

ISBN 978-987-1257-29-4

Queda hecho el depósito que establece la Ley 11.723.
Prohibida su reproducción total o parcial, así como
su almacenamiento electrónico o mecánico.
Todos los derechos reservados.
© 2007 Ediciones Lea S.A.

Impreso en Argentina.
Tercera edición, 3000 ejemplares.
Esta edición se terminó de imprimir en
abril de 2008 en Buenos Aires Print.

Pérez Martínez, Graciela
   Curar con las manos : el toque terapéutico transpersonal -
1a ed. 2a reimp. - Buenos Aires : Ediciones Lea, 2008.
   128 p. : il. ; 20x14 cm. (Alternativas; 7)

   ISBN 978-987-1257-29-4

   1. Terapias Alternativas. I. Título
   CDD 615.852

Graciela Pérez Martínez

Curar
con las manos

El Toque Terapéutico Transpersonal

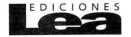

EDICIONES
Lea

Esther y Raymundo,
que me dieron el "vehículo"
para llegar hasta aquí.

Prólogo de la autora

Querido lector:

Vives en un mar de pensamientos, cada acción agita esa red que une tus pensamientos y los pensamientos de los otros. Ese mundo invisible, ese éter une todo lo que existe, irradia en todas las direcciones. Vives sumergido en ese medio, en esa unidad e influyes permanentemente sobre ella. Consciente o inconscientemente, estás recibiendo impulsos de múltiple naturaleza vibratoria. Para sentirte saludable en medio de tantas olas, *sólo hace falta vibrar siempre en el bien, facilitando la evolución y la felicidad de todos*. Tu campo de energía protectora (aura) estará en condiciones de ahuyentar las vibraciones nocivas del mundo del pensamiento de los otros y sólo darás acceso a las vibraciones benéficas, por la sintonía de ondas.

La felicidad de cada persona depende de la felicidad de todos los seres pues somos gotas del mismo océano. Cuando aligeramos el grado de densidad individual, ayudamos a elevar a los demás.

Los pensamientos que emites son corrientes de fuerza, color y forma variable y pueden influir a cualquier distancia, sobre el pensamiento y la voluntad de tus semejantes. No puedes evolucionar solo. En este océano magnético en el que vives, estás aprendiendo a vivir en sintonía, padeciendo sin saberlo el dolor de todos. *La carencia de los otros llegará hasta ti, como carencia en algún área de tu vida.*

Aquello que consideramos espiritual y lo que puede ser visiblemente material son dos distintas formas en que se presenta la energía universal. Todas las cosas materiales son buenas para el hombre, su cuerpo debe estar provisto de alimento y cierta comodidad. El Universo es abundante y es posible comprobarlo cuando se desarrolla la plena confianza en que lo bueno se cumplirá en la propia vida.

Cuando el individuo toma conciencia de su estrecha unión con el infinito, con lo cósmico, pierde el temor y surge la confianza. Las fuerzas del Universo están a disposición del que se siente *merecedor de los bienes* y así los obtiene hasta cubrir lo que él mismo considera sus necesidades.

La transición hacia el nuevo paradigma ha de contemplar la posibilidad de *conservar lo positivo de los valores del paradigma anterior* al mismo tiempo que introduce la nueva visión espiritualizada de la convivencia humana.

Todo ser humano llega a este plano con una tarea a realizar y su chispa original es de luz. El miedo lo hace fallar en su intento. En algunos seres, el miedo y la sensación de indefensión los conducen a permanecer en el error.

En este libro que comienzas a leer encontrarás el modo en que la energía influye sobre tu salud y la de los otros y *si quieres ser un sanador, hoy estás dando tus primeros pasos.*

Graciela Pérez Martínez
Especialista en Biomagnetología y Sanadora Natural

¿Existen los milagros en la salud?

CAPÍTULO I

> "Y cuando llamó a sus doce discípulos,
> les dio el poder contra los espíritus impuros,
> para retirarlos y para sanar todas las clases de
> enfermedades y todo tipo de padecimiento".

Nuevo Testamento (Matías, 10;1).

Referirse a un evento con el término "milagro" implica que no se puede explicar por ley natural y es, por lo tanto, interpretado como sobrenatural en su origen. Se trataría de un evento que, a diferencia de otros, despierta consternación, asombro y, muchas veces, sorpresa.

En el caso de las sanaciones milagrosas, es posible remontarse a las tradiciones mágicas y religiosas que datan de entre quince y cuarenta mil años de antigüedad. Estas sanaciones "enigmáticas" serían llamadas anómalas en nuestra cultura, por tratarse de operaciones diferentes a las aceptadas, como las fundamentadas en la realidad física, tal como las definen las creencias científicas predominantes.

En la cultura occidental actual, los procedimientos de sanación física no-ortodoxos y aquellos no-instrumentales, han recibido distintos nombres, pero en realidad es muy poco lo que se conoce sobre ciertos aspectos que subyacen a las *interacciones entre la materia y la conciencia*.

¿Qué es la Sanación Transpersonal?

Algunos sanadores parecen alterar su estado ordinario de conciencia cuando se produce el encuentro entre su campo de energía y el campo que rodea a la otra persona. Se podría categorizar como un estado en que el sanador trasciende la realidad sensorial pues ha trascendido su sentido habitual del sí mismo.

Las experiencias transpersonales se refieren a un conjunto de sucesos que comprometen cierto grado de trascendencia respecto a las pruebas de realidad ordinaria, externa. Se trataría de cambios en la orientación ontológica, es decir la realidad del ser, su condicionamiento sociocultural y su identidad personal. Es posible denominar Sanación Transpersonal a todo método que conduzca al estado de salud por medios no ortodoxos o no tradicionales, que se utilice para optimizar el potencial autocurativo de los seres vivos, a través de medios aparentemente no-físicos, *sin apoyarse en drogas, hierbas u otros instrumentos como modalidad básica de tratamiento.*

El Toque Terapéutico es una técnica de sanación transpersonal, en la que una persona entrenada en este arte, emplea sus manos con el objeto de sintonizar y ordenar la energía vital que rodea al cuerpo de otra, a la que se denomina el *Receptor.* Las manos del practicante, al que se designa con el término de *Operador,* recorren el campo de energía de la otra persona, aproximadamente a cinco centímetros de distancia del mismo, con el objetivo de equilibrar el balance de partículas eléctricas que lo componen. En algunos casos, el objetivo es corregir el flujo de energía para ordenarla y preparar al sistema orgánico para sanarse. El poder sanador del Toque Terapéutico depende en gran parte de la capacidad del Operador para hacer contacto con el campo de energía del Receptor y aplicar su propio flujo de energía vital en beneficio de este último, sin perjuicio de lo cual se beneficia también a sí mismo. El Operador ha recibido entrenamiento para obtener la energía del ambiente, en su formación profesional se incluyen ejercicios de concentración, ampliación del campo de conciencia y otras técnicas terapéuticas. El Operador eficaz de Toque Terapéutico es aquel que dedica parte de su vida a lograr la auto-superación personal; este ejercicio continuado de superarse a sí mismo, lo hace más hábil para conducir a las personas hacia la comprensión de las verdaderas causas de su enfermedad.

En síntesis, podemos enunciar que el Toque Terapéutico es un compromiso completo y consciente del profesional que lo aplica con su propia energía y el fluir de la misma con interés compasivo por ayudar a las personas que buscan recuperar el equilibrio en su salud física, mental y social. Se trata de un proceso de tratamiento cuyo éxito está basado en la "humanización de la energía". El Toque Terapéutico es uno de los pilares de la Terapia aplicada en el Instituto Círculo Azul, una Escuela de Formación profesional en Medicinas Alternativas, a la cual se conoce especialmente por practicar cinco principios básicos, que se detallan a continuación:

- Compasión
- Amor
- Misericordia
- Esperanza
- Templanza

Estas cinco palabras resumen el ideario del profesional que recibe su formación en el *Instituto Círculo Azul*.

CAPÍTULO II

Bienvenidos al nuevo paradigma

"Los seres humanos somos algo más que simples máquinas biológicas. Somos parte de un campo infinito de conciencia".

Stanislav Grov

La ciencia es una forma del arte en constante evolución, no obstante lo cual se encuentra limitada, dependiente del marco cultural donde se desarrolla, rígidamente estructurada por sistemas de creencias que le impiden expandirse hacia su verdadera dimensión. La ciencia ha ido desarrollándose en la medida que la conciencia humana se ha ido despertando. Cada vez que el hombre estuvo maduro para "descubrir" algún secreto de la Naturaleza, hubo algún hombre, que a la manera de Arquímedes pudo gritar "euréka". Para mejorar la condición de " humano", los individuos han de ser capaces de amar a los demás sin pretender el ejercicio del poder sobre ellos y desarrollar su creatividad, esa capacidad inherente a la especie humana, que está presente en todas las expresiones que la distinguen, en el arte, en la ciencia, en la técnica y en todas las manifestaciones de su hacer cotidiano. Si los seres humanos se abocasen a practicar estas simples verdades, estarían en condiciones de volar por encima de sus temores básicos, tales como la supervivencia y el abandono.

El paradigma ("conjunto de supuestos que permiten entender el mundo en un contexto determinado". Kuhn, Thomas S., La estructura de las revoluciones científicas) del arte de curar ha entrado en un estado de crisis. Esto señala que hace falta enfocarse hacia una nueva comprensión de la enfermedad. Los actualmente denominados métodos alternativos en la salud representan un gran número de experiencias médicas, que no han sido tomadas en cuenta debido a que no encajan en el conjunto de creencias, consideradas válidas por la ciencia oficial. Una investigación seria de aquellos fenómenos que fueran rechazados en el pasado como carentes de validez científica, puede ser de gran interés a la luz del paradigma entrante, contribuyendo de este modo, a la ampliación del conocimiento de las ciencias de la salud, en particular, y de la Biología, en general. La libertad de elegir entre un sinnúmero de alternativas en el campo de la salud, representa en estos tiempos, un peligro para los grupos de poder que sostienen estructuras rígidas y pretenden poner obstáculos a la evolución de las ideas.

La Filosofía y las ciencias

La Física ha sido históricamente considerada como el tronco del que se desprenden el resto de las ciencias y a su vez sustentada por la Filosofía, por ese motivo los filósofos griegos de la antigüedad clásica fueron conocidos en su época, con el nombre de "los físicos". Cuando se investiga el pensamiento que marcó profundamente el conocimiento en la Europa ilustrada se puede verificar que, el filósofo René Descartes comparaba la ciencia con un árbol, del cual la Filosofía era considerada la raíz y la Física se erigía como el tronco, mientras las ramas estaban compuestas por el resto de las ciencias.

En tiempos más recientes, las ciencias médicas fueron dejando de lado las consideraciones de la Filosofía y las enseñanzas de la Física, para dar exagerada importancia a la Química y la Bioquímica. Desde mediados del siglo XX, el desarrollo de las ciencias biofísicas fue tomando auge, lo que nos permite ser testigos de un tiempo en el que los científicos serán los encargados de ofrecer respuesta a cuestiones más profundas que las obtenidas por medio de la observación de los extendidos celulares en el microscopio y que radican en la base misma de la Filosofía.

Razón y sentimiento

Los riesgos inherentes al desarrollo de las modernas tecnologías, a las que se ha trasladado excesivo poder y autoridad científica, llegan hasta el punto de la posible destrucción de la humanidad. Ésta es una de las causas fundamentales de la urgente necesidad de un cambio en la visión materialista de la existencia. El futuro de la vida sobre el planeta Tierra depende de una reconciliación necesaria entre la mente y el corazón, entre la razón y el sentimiento, entre lo material y su conexión con lo trascendente.

Desde los tiempos del mismo Descartes, la devoción ha sido catalogada como lo opuesto a lo científico. El motivo de este *"divorcio" entre materia y espíritu*, entre el pensamiento lógico y la visión intuitiva, se remonta a las etapas históricas en que reinó la *"quema de brujas"*. En la historia de la Medicina occidental, ciertos misterios inexplicables por vía de la razón en relación con el arte de curar, han dejado huellas humeantes de dolor que, a tiempo presente, siguen condicionando el libre desarrollo de dicho arte. Es decir que todo lo intangible, secreto u oculto podría asemejarse a la práctica de la magia o catalogarse como hechicería. Todos los fenómenos que no pudiesen ser demostrados visiblemente, serían excluidos de la medicina respetable, lo cual elevó a la Anatomía al rango de una disciplina de alto valor científico, por tratarse de algo tangible. El estudio de la naturaleza muerta fue bien visto por los detentadores del poder en épocas pretéritas pues, al afirmarse en conceptos materialistas y mecánicos, hacía posible que los antecesores de los científicos actuales se alejasen del mundo de los fenómenos psíquicos y espirituales que resultaban tan peligrosos y tan temidos.

Ciertos prejuicios autoritarios que muestran los científicos en la actualidad se encuentran enlazados a *ese estigma de terror*, que aún aflora desde el inconsciente colectivo, limitando así el desarrollo de ciertas áreas de investigación que podrían beneficiar con sus adelantos a toda la humanidad.

Sin embargo, la experiencia clínica de numerosos profesionales de la salud, sumada a la influencia de una nueva visión que proviene de las antiguas culturas de Oriente, –que han practicado durante miles de años una medicina diferente cuyo desarrollo histórico tropezó con otro tipo de dificultades, no menores, sino diferentes a las que tuvieron que atravesar los médicos occidentales— ha venido impulsando a un creciente número de profesionales ávidos de nuevas experiencias a rebelarse contra la rigidez del dogma médico. La necesidad de cambios invita a que los científicos ingresen al nuevo paradigma e investiguen los métodos de sanación transpersonal.

La práctica médica en Occidente, en los últimos cien años, ha estado basada en los conocimientos adquiridos en el siglo XIX, a pesar de que muchos de los postulados han caído por falta de sustento. La aceptación de los métodos terapéuticos de Oriente ha sido resistida por un sector de los médicos occidentales, mientras que otros se dispusieron a investigar para poder adaptarlos a las necesidades de una cultura diferente. El adelanto en las ciencias naturales en general y en la Física en particular, ocurrido en los tres últimos tercios del siglo XX, está clamando por producir cambios tanto en la teoría como en la práctica de la medicina. La ciencia y la tecnología ofrecen nuevos métodos que muestran sus adelantos en el aspecto tecnológico, *pero si los profesionales encargados de las prácticas no aplican el amor antes que su ciencia*, serán insuficientes todos los avances científicos.

Salud y Vida Espiritual

El modelo "mecanicista", desprendido de la teoría de Isaac Newton, considera al comportamiento fisiológico y psicológico del ser humano, como funciones de una máquina compuesta por células. La Física moderna, apadrinada por Einstein y enaltecida por muchos otros de sus colegas posteriormente, considera, en cambio, que toda materia es energía y que el ser humano es un sistema dinámico de energía.

La Organización Mundial de la Salud (OMS) define el estado de salud como "una sensación de bienestar físico, mental y social". Desde la óptica de la Biofísica, *es posible definir a la salud como un estado de equilibrio dinámico, inestable, de la energía vital de un individuo, quien se halla en permanente interacción con las radiaciones del medio ambiente*, y a la sensación de bienestar como la resultante de dicho equilibrio.

Caminamos hacia un tiempo en el que la salud de la humanidad habrá de cultivarse en un terreno que abarque la intersección entre energía, salud y espiritualidad.

La palabra "salud" (del latín *salus, -utis*) es definida en el diccionario de la lengua española como el estado en que un ser vivo ejerce normalmente todas sus funciones, no obstante lo cual, a continuación expresa lo siguiente: "estado de gracia espiritual, salvación del alma". Es una interesante coincidencia que, en el intento de explicar el vocablo "salud", se hayan reunido las funciones orgánicas de los seres vivos y la definición del estado de gracia espiritual.

Virus inteligentes

En los umbrales del siglo XXI, la ciencia y la tecnología ofrecen al ser humano opciones de salud y bienestar que hubiesen parecido inalcanzables a nuestros abuelos.

Sin embargo, no es posible lograr un aprovechamiento total de las nuevas opciones pues la enfermedad y el dolor siguen invadiendo todos los hogares. En la práctica diaria del consultorio, los profesionales de la salud reciben personas que coinciden en plantearse la siguiente pregunta: ¿por qué atraigo los virus?

Desde el lugar del profesional dedicado al estudio y tratamiento del campo de energía humana, también se comienza a plantear una pregunta: ¿qué está sucediendo?

Ayúdate para que te ayuden

En el paradigma anterior, los gobiernos, las empresas y otros organismos sociales, se ocupaban de sostener al grupo social, de nutrirlo. En la actualidad, este arquetipo "paternalista" está cambiando pero aún no hemos podido asumir esta nueva verdad, una verdad que asusta, la que nos muestra que la seguridad que esperamos desde el afuera ya no existe, ha sido sustituida por la búsqueda de la seguridad interior.

Al verse frustrada la expectativa de sostén prometida por el arquetipo cultural anterior, se ha ido desarrollando la "conciencia de víctima". Se ha extendido el hábito de quejarse y culpar a los otros, sin detenerse a reflexionar sobre las propias actitudes. *Una persona adulta que emana "conciencia de víctima" está en condiciones de atraer los virus.* La propuesta del nuevo paradigma invita a que cada uno se haga cargo de sí mismo, lo cual es opuesto al conocido mecanismo de "culpar a los otros". Quien decida hacerse cargo de sí mismo y esté dispuesto a recuperar el estado de salud, habrá de comprender que las enfermedades no son sucesos externos, que la fuerza del pensamiento negativo no desaparece sino que se transforma, que no se pierde sino que se aloja en alguna parte del cuerpo. *La enfermedad es la expresión material de la energía estancada*, esta energía es perjudicial pues impide el correcto funcionamiento orgánico. Dado que la materia que constituye los tejidos de los organismos vivos es energía en estado de condensación, las terapias que se ocupan de ordenar los campos de energía son el primer paso en el camino de vuelta a la salud, totalmente compatibles con los tratamientos que se ocupan de los aspectos físicos puntuales cuando éstos se han transformado en una enfermedad, pero indispensables para lograr el restablecimiento del paciente.

"Todo lo que sé, es que no sé nada"

Desconocemos si en verdad existió Sócrates, el filósofo griego que eligió morir por la "cicuta" antes que abaratar su verdad al bajo precio del miedo a la muerte. Podemos decir que hemos sido herederos de sus numerosas enseñanzas, pues su discípulo Platón se ocupó de tal tarea. Si sólo fue una creación de la imaginación del dilecto discípulo o si este gran filósofo fue un ser "de carne y hueso" es de mínima importancia en estos tiempos, cuando hace falta rescatar "modelos" que orienten a la humanidad, para impedir que termine por hundirse en el fango de un materialismo salvaje.

Este peculiar filósofo relata en su *Apología* su extrañeza ante la noticia de haber sido declarado el hombre más sabio de toda Grecia. Viniendo este veredicto nada menos que del Oráculo de Delfos, hubo de intentar comprobar su veracidad. Puso como meta en su vida, el encontrar a un "otro", cuyo saber superara al suyo. A partir de ese momento, comienza a aplicar la "mayéutica", conocida hasta entonces como el arte de los partos, un método cuyo nombre es tomado por Sócrates por la profesión de su propia madre, una partera cuya misión era traer vidas al mundo. Se trata de un interesante método de interrogación: por medio de una serie de preguntas formuladas hábilmente, el filósofo conducía a su interlocutor al descubrimiento de la verdad, ayudándolo a extraerla de su interior.

Si el interrogatorio era conducido adecuadamente, la verdad iba surgiendo inexorablemente. El arte mayéutica, que consiste en recuperar experiencias olvidadas, condujo a su creador a comprobar el estado general de ignorancia que pululaba a su alrededor. Mas, lo que produjo en él mayor impacto no fue la falta de conocimiento sino la falta de aceptación de dicho estado. *Hace falta mucha sabiduría para darse cuenta de la propia ignorancia*. El más destacable rasgo de la sabiduría es la capacidad para vencerse a sí mismo, así como la consecuencia de la ignorancia es ser vencido por sí mismo.

La reiterada afirmación socrática de que "nadie hace el mal a sabiendas" se corresponde con la convicción psicoanalítica, en la cual los factores inconscientes impiden el comportamiento adulto. En Sócrates, el desconocimiento del bien determina que sea confundido con el mal. El sujeto obra mal por ignorancia, aunque se considere capaz del saber. *Hacer el bien es saber lo que se hace, saber es hacer lo que se sabe.* La unión entre la teoría y la práctica conduce a la coherencia entre el pensamiento y la acción. Sócrates busca desconcertar a su interlocutor, enfrentarlo con su confusión, para que una vez que la haya reconocido, logre acercarse al conocimiento.

La verdad es algo a lo que debemos tender. Dar lugar a la duda, muestra una disposición hacia el saber. El espíritu conservativo busca respuesta y se satisface, el espíritu formativo está siempre en busca de la pregunta. Conocer es hallar el modo de interrogarnos en forma cada vez mejor. La mayéutica (método utilizado por Sócrates) es dar a luz a la verdad.

Aunque la ciencia haya avanzado y continúe en una permanente búsqueda de nuevas soluciones a los padecimientos y el dolor humano, lo concreto es que continúa sin poder satisfacer las demandas de los hombres y sin contestar a los interrogantes básicos del misterio de la vida en la Tierra. *La ciencia se caracteriza por una continua cancelación de errores: lo que hoy es la verdad para la ciencia, mañana dejará de serlo, mas lo que hoy es tu verdad interior como respuesta a tu interrogante vital, lo seguirá siendo y no será cancelada.*

La salud es un tema de máxima importancia para todos los individuos pues se trata del pilar sobre el que se apoyan sus capacidades y sus proyectos. En este nuevo contexto histórico, disponiendo de profusa información, es el individuo quien elige si quiere ser asistido por un "mecanicista" que habrá de componer las piezas dañadas o por un profesional de la salud que haya desarrollado su potencial creativo.

El término "holístico", que se utiliza con frecuencia en la actualidad, está relacionado, entre otras cosas con el nuevo enfoque que se hace del individuo. Se comienza a ver su totalidad y a darle la debida importancia. Dicho término alude también a una perspectiva, una manera de ver la vida y de tomar las experiencias cotidianas.

Puedes someterte a tratamiento o hacerte cargo de tu salud

En una época en la que todo en este "mundo" está cambiando y las posibilidades se están expandiendo, el ser humano no ha podido aún encontrar una ruta directa hacia la salud y el proceso curativo. Estamos atrapados entre dos visiones diferentes, alejándonos de la forma mecánica de ver la mente y el cuerpo. Comienza a molestarnos que se examine y repare una "pieza", una "rueda" por vez pero, sin embargo, aún no nos sentimos cómodos con un punto de vista dinámico, holístico, que deje espacio para encontrar un propósito y significado en la vida.

El paradigma entrante ofrece nuevas oportunidades pero también levanta confusiones, controversias y falsas esperanzas. No obstante ello y a pesar de la falta de claridad, está emergiendo un conjunto de ideas que podríamos resumir de la siguiente manera:

- Hemos dejado de creer que existe una sola causa para cada enfermedad.
- Reconocemos que tanto la salud como la enfermedad son el resultado de una red de circunstancias que comprometen nuestra mente, cuerpo, alma y medio ambiente.
- Descubrimos que ningún abordaje, práctica o tratamiento tiene la totalidad de las respuestas.

- El poder de curar está en el interior del enfermo, con alguna intervención de los agentes externos de tratamiento. Disponemos de una amplia gama de capacidades autocurativas en las propias capacidades mentales, físicas y espirituales.
- Actualmente sabemos que los profesionales de la salud no pueden darnos todas las respuestas a nuestras preguntas respecto a la salud y la enfermedad. Reconocemos que existen respuestas que tendremos que buscar por nuestros propios medios.

¿Cómo me convierto en "persona total"?

En este paradigma naciente, la salud ya no puede obtenerse a través de un solo tipo de práctica curativa ni de una combinación de varias prácticas, ni siquiera la podemos encontrar cambiando el foco de atención desde el cuerpo hacia la mente y sus procesos de pensamiento. Tampoco la respuesta puede hallarse mediante el deambular de un especialista a otro.

El estado de salud no es el resultado del adecuado funcionamiento de un conjunto de partes que componen un cuerpo y de la sustitución de sus piezas intercambiables, ni tampoco de la influencia exclusiva de la mente o de un sistema de creencias determinado. *El estado de salud surge de la totalidad de la experiencia de vida, dando acceso a todas las posibilidades para curarse, tanto desde adentro como desde afuera.* En esta época de exploración, se introduce una nueva forma de pensar, esta nueva propuesta respecto a la capacidad de estar sanos se resume en un concepto, que podríamos denominar "salud total".

A medida que se vaya aceptando la necesidad del cambio interior, se irán dejando los antiguos hábitos de emplear un método único para recuperar la salud, y en forma aparentemente paradójica se irá manifestando el verdadero cambio en los niveles de salud.

En la actualidad, es imposible considerar a la salud como una condición estática o como una experiencia unitaria, es imprescindible entenderla como una experiencia multidimensional, dinámica y vital, que incluye en sí misma variados sistemas curativos.

La enfermedad sigue al desorden

CAPÍTULO III

"Mi fuerza se apoya únicamente en mi tenacidad".

Dr. Luis Pasteur

"Todo es energía" es la frase que se atribuye a Max Planck, físico y biólogo (Premio Nobel de Física en 1918) que establece la premisa básica del conocimiento en la Física moderna, *el atomismo de todo lo que existe.*

La materia es energía en movimiento, girando a una velocidad menor que otras expresiones de la misma, como por ejemplo en el caso de las radiaciones, cuya velocidad las hace invisibles para el ojo humano.

Las partículas subatómicas tienen un movimiento semejante al de un fluido, tal como las corrientes de agua o de aire, y el cuerpo humano está formado por dichas partículas; los tejidos que componen un organismo vivo tienen su ritmo natural, autónomo, que requiere ser mantenido en equilibrio para conservar el estado de salud.

El cuerpo humano es energía y es percibido siempre como materia.

Vórtices de energía

El término vórtice se define en Física como una corriente local, circular, producida al azar, en el seno de un fluido en movimiento. Los vórtices, también conocidos como torbellinos, originan un aumento considerable de la resistencia al movimiento. El flujo de la energía que palpita en el fluido espinal tiene sus propios puertos de entrada y salida a la vez, que se localizan en distintos puntos de la médula espinal. Al estudiar la anatomía humana, estos puertos son mencionados como plexos nerviosos (reunión de fibras nerviosas) y forman parte del sistema nervioso autónomo. Al estudiar los campos de energía, se afirma que dichos plexos reciben estímulos en forma de remolino, que provienen de los vórtices de energía conectados con el campo bioeléctrico que rodea al individuo. Dichos vórtices han sido conocidos con el nombre de "chakras" en la Filosofía Oriental, que los ubica en distintos tramos de la espina dorsal y su principal función es la alimentación bioeléctrica de los órganos que se ubican en las cavidades de la parte delantera del cuerpo.

Desequilibrio y bloqueo de la energía

La energía se polariza en negativo y positivo, estos términos no aluden a lo bueno o lo malo, sino a la interacción constante que conduce al equilibrio del sistema, con el objeto de conservar la salud. La enfermedad se instala cuando surge un desequilibrio en la energía o en los casos en que se bloquea el libre flujo de la misma. Los bloqueos en el flujo energético predisponen al individuo a contraer enfermedades que afectan su integridad física, pero también es posible que dichos bloqueos influyan en el psiquismo conduciendo a deformar las percepciones y a confundir las sensaciones.

Corrección del campo de energía

Todo lo existente en el Universo se comporta como una red de campos de energía. Es posible percibirlos, en algunos casos, por medios técnicos tales como ciertos aparatos de última generación, y en otros, por el desarrollo de los sentidos físicos agudizados. Dado que la civilización fue apartando al hombre de las fuentes de máxima energía como el mar, los ríos, la montaña, el bosque, la alimentación natural y demás, éste fue perdiendo la agudeza de sus cinco sentidos y a su vez, encuentra que *esta escasez bioeléctrica lo conduce a buscar sustitutos para cubrir sus necesidades básicas de energía.*

En el aspecto emocional, esto último se traslada en un aumento de su necesidad de competir, de obtener el poder a cualquier precio, de manipular, de acumular objetos que significan seguridad, de obtener la atención de los otros por medio de demandas permanentes. Esto, finalmente, se traduce en conductas tales como *el hábito de la crítica, los juicios de valor, el maltrato y demás.*

No obstante ello, en todos los países, ciertos sectores de la sociedad que buscan constantemente un cambio para recuperar los valores humanos, han logrado compensar su déficit energético adoptando nuevos hábitos energizantes tales como la meditación, la relajación y demás disciplinas que ayudan a conservar el poder personal. Los métodos de corrección del campo bioeléctrico contribuyen a *encontrar el centro energético del individuo y le permiten interaccionar con otros sistemas de energía de un modo equilibrado.*

Sistemas de energía

La enfermedad no es una entidad aislada, se genera tanto dentro del individuo como entre individuo y medio ambiente.

Está relacionada con los intercambios de energía y con el estado de *Entropía*. Por tratarse de un sistema de energía, el organismo vivo se encuentra sujeto a la segunda ley de la *Termodinámica,* cuyo postulado enseña que todos los sistemas de energía tienden hacia la Entropía.

Dado que un organismo vivo es un sistema de energía abierto, es decir que permite intercambio de energía, esta ley se aplicaría más fácilmente a los sistemas no vivos, como las máquinas, por tratarse de sistemas cerrados.

Concepto de Entropía

Este concepto surge en el comienzo de la revolución industrial, cuando se observó que en los intercambios energéticos siempre existía una pérdida de energía o, más exactamente, una energía en estado tan degradado que ya no se podía utilizar. A modo de ejemplo, cuando un motor es puesto en marcha se produce calor y este calor se pierde en el entorno, es decir, no se puede volver a emplear. *La ciencia de la Termodinámica* demuestra que una máquina se detiene pronto por la pérdida de energía calorífica en los rozamientos, a menos que se produzca una entrada externa de energía. Se puede relacionar así, la detención de las máquinas con la Ley de Entropía creciente.

Para entender el concepto de Entropía es necesario comprender la diferencia entre procesos reversibles e irreversibles. Un proceso reversible es un proceso libre de movimientos bruscos y de flujos violentos de energía; el proceso irreversible tiene movimientos súbitos, es turbulento y se acompaña de cierto desorden. El final del proceso es muy diferente al inicio y es imposible volver atrás, tal como lo indica el ejemplo de la combustión de los motores. Los procesos reversibles se idealizaron, pero en realidad son los procesos irreversibles los que predominan y por ello *la Entropía en el Universo es creciente.*

Este incremento da una dirección al tiempo: el tiempo fluye del pasado al futuro. Es posible reparar un motor, pero sólo al costo de un incremento de Entropía de la maquinaria. El aumento de Entropía es inexorable y la flecha del tiempo siempre apunta hacia su aumento.

La Termodinámica descolocó a la mecánica newtoniana: ya que en la Física newtoniana el tiempo es totalmente reversible y no tiene flecha. Las ecuaciones de la mecánica newtoniana tienen una simetría de inversión temporal; es decir que en correspondencia con cada solución existe una igualmente válida en que se invierte la dirección del tiempo.

Ludwig Boltzmann, con un enfoque que denominó "mecánica estadística", explicó la naturaleza de la Entropía; es decir, por qué razón una parte de la energía queda disponible durante las conversiones energéticas y por qué esta energía residual crece constantemente. Boltzmann afirmó que la Entropía no es más que caos molecular y cuando las cosas quedan liberadas a sí mismas eventualmente prevalece la acción más caótica. Un ejemplo de esto lo constituye el montón de naipes ordenados que se van desordenando cada vez más cuanto más se corta el mazo.

Rudolf Clausius, predecesor del anterior científico, lo sintetizó en una frase: "la energía del mundo es constante; la Entropía del mundo procura aumentar". De acuerdo a la mecánica estadística, el orden cede ante el desorden, lo que condujo a los científicos posteriores a postular la muerte térmica del universo, donde se llegaría a un equilibrio en el cual no existirían intercambios energéticos sino un estado máximo de Entropía, en una realidad amorfa de partículas y átomos.

Las estructuras de la vida

Al mismo tiempo que Boltzmann y Clausius desarrollaban el concepto de Entropía universal, Charles Darwin postulaba una teoría opuesta: la emergencia de la alta organización de las formas vivientes. La Teoría de la Evolución intenta explicar cómo los átomos y las moléculas individuales se organizan en aminoácidos y proteínas.

En los años veinte, Erwin Schrödinger intentó ensanchar las leyes de la Termodinámica para incluir la emergencia de los sistemas biológicos.

La Termodinámica clásica estaba basada en los sistemas cerrados; es decir, sistemas que sólo intercambian energía con el mundo exterior. En un sistema cerrado las partes están claramente definidas y para una máxima eficacia, estas partes deben respetar un régimen fijo; una parte se puede reemplazar pero el sistema en sí mismo no puede realizar tal reparación.

Los seres vivos, quedan fuera del esquema de la Termodinámica clásica, ya que los seres vivos son sistemas abiertos; es decir, son sistemas que intercambian energía con el mundo exterior. En contraste con las máquinas, los seres vivos prosperan en un ámbito lejos del equilibrio termodinámico. Un sistema abierto es capaz de adaptarse a los cambios exteriores, así, los seres vivos ingieren alimentos, crecen, se reproducen y sobreviven a la pérdida de algunas de sus partes.

Aportes de Ilya Prigogine

La Termodinámica, en sus comienzos, describió un Universo donde la Entropía aumentaba y las estructuras se descomponían inevitablemente. Ilya Prigogine (Premio Nobel 1977) constituyó una *Termodinámica del no-equilibrio* que describe cómo se comportan las estructuras en situaciones alejadas del equilibrio. Y usó la analogía del *orden mediante fluctuaciones* para describir la dinámica de estas estructuras.

En un principio, en un estado lejos del equilibrio, el movimiento fluctuante de una molécula individual es imprevisible; luego se alcanza un punto crítico y los movimientos al azar se convierten en fluctuaciones, a la vez que aumentan de tamaño y se amplifican hasta que se descomponen.

El sistema entonces se encuentra en un *punto de bifurcación* o ramificación. Cuando el sistema se acerca a este punto crítico no va en ninguna dirección general sino que tiene el potencial para moverse en cualquiera de varias direcciones diferentes y es imposible saber cuál predominará y lo dirigirá. En un momento dado, una dirección predomina y se establece un nuevo orden que se vuelve altamente resistente a una nueva fluctuación.

El nuevo orden es fluido pero estable porque sólo puede cambiar si es sometido a nuevas e intensas fluctuaciones. Si el sistema no puede frenar esta nueva fluctuación, en algún punto pierde su estructura, surge una nueva fase de caos y aparece un nuevo orden más complejo.

El orden biológico y las estructuras disipativas

El término estructuras disipativas define a los sistemas alejados del equilibrio termodinámico. Para mantener su estructura deben disipar Entropía constantemente a fin de que ésta no crezca dentro de la estructura y la destruya con el equilibrio termodinámico. La disipación de la Entropía requiere una entrada constante de energía y de materia, por lo cual dichas estructuras se forman en situaciones de mucha energía, alejadas del equilibrio termodinámico.

En la Termodinámica clásica, una medida de la eficacia del progreso es una baja tasa de pérdida de calor o producción de Entropía. En cambio, en la *Termodinámica del no-equilibrio*, la eficacia está basada en la razón contraria: en su alta generación de entropía y continua apertura a la entrada fluctuante de energía. La estructura disipativa trasciende la Termodinámica clásica. Esta apertura al ambiente vuelve a la estructura disipativa resistente al cambio. La resistencia al cambio es una especie de flujo de energía. La estructura se estabiliza por el flujo de intercambios, es estable pero sólo en relación con el flujo de energía constante requerido para mantener su forma.

La estabilidad de una estructura disipativa es una forma de inestabilidad pues es totalmente dependiente del ambiente. La estructura disipativa es autónoma, pero sólo relativamente, ya que en el fondo es un flujo dentro de otro flujo.

Niveles de jerarquía

Cuando estos fenómenos son estudiados, nos encontramos con los problemas de la totalidad.

Si una estructura disipativa es sometida a una perturbación fuerte y es incapaz de frenarla, esta perturbación puede hacerla escapar hacia un orden superior. Pero, también es posible que la estructura pueda generar dentro de sí, en un nivel jerárquico, una estructura del mismo estilo que compense el cambio.

Si observamos *desde el interior del ámbito químico de la célula*, esta estructura disipativa súbita aparece como un ejemplo de orden espontáneo surgiendo de la fluctuación. En cambio, si observamos desde afuera de la célula obtenemos una perspectiva muy diferente. Aparece como si esta reacción fuera un mecanismo interno por el cual una estructura disipativa establecida puede mantener su forma frente a un cambio en su ambiente.

Cuando unimos estas dos perspectivas, surge la siguiente pregunta: ¿se debe decir que la célula está sosteniendo la acción química disipativa, o se debe decir que la reacción química está sosteniendo la célula?

Detrás de este interrogante, encontramos cuestionamientos de las ideas científicas convencionales muy profundas. Generalmente los científicos han sostenido que existe una jerarquía de orden explicativo en el Universo; así suponen que el nivel fundamental es la Física, luego viene la Química, después la Biología molecular, y en la cúspide, el estudio de las estructuras neurofisiológicas.

Ilya Prigogine plantea que dicho nivel jerárquico está en el error; dice que en la realidad no existen jerarquías sino que se trata de diferentes niveles y que cada uno depende de los otros, de maneras complejas.

Cada nivel depende de los otros para su existencia, un nivel no está antes o después de otro en una jerarquía, sino que todos los niveles forman un conjunto ensamblado. El Universo no se puede descomponer en partes cada vez más simples, es sencillamente un todo, una interacción dinámica sin separaciones. *Las separaciones las ponen las mentes limitadas.*

La realidad multidimensional

La realidad es multidimensional, por ello las leyes de cada nivel de la realidad son diferentes de las de otros niveles, y ningún nivel puede considerarse como el fundamental. En la medida en que ha evolucionado, han aparecido estructuras disipativas más complejas, que traen consigo nuevos niveles y nuevas leyes. Así, las leyes de la Naturaleza evolucionan a medida que se crean nuevas estructuras disipativas.

La imagen de este universo de Prigogine es de una realidad en despliegue y tiene similitudes con los planteamientos de David Bohm. Este enfoque conduce a un Universo que no está construido de abajo hacia arriba sino que se trata de *una red de niveles y leyes divergentes.*

Esto implica ideas significativas: los seres humanos viven una existencia irreversible; su flecha del tiempo apunta hacia la muerte. La evolución de la estructura disipativa que denominamos conciencia permitió el surgimiento en la historia del Universo de un nuevo nivel de realidad y una nueva ley de la Naturaleza; esta nueva ley implica la capacidad del observador para apreciar la diferencia entre el pasado y el futuro.

Cuando el observador mira el mundo microscópico de la materia y la energía, puede captar que en ese nivel diminuto el pasado y el futuro son reversibles, es decir, que :: tiempo lo es. Pero esta observación de un universo microscópico rev⸱sible es realizada por un ser macroscópico que es irreversible.

La estabilidad de una estructu.a disipativa es, paradójicamente, una inestabilidad, pues depende totalmente del ambiente.

Los sistemas abiertos

Los seres vivos son sistemas abiertos.

Cuando un sistema vivo puede captar energía del medio ambiente para abastecerse, su vida se desenvuelve en forma contraria a la Entropía, pero *cuando las obstrucciones en la energía disminuyen el bienestar general del individuo o los bloqueos emocionales afectan su totalidad*, surge la necesidad de un reordenamiento de la energía, para volver al orden perdido.

Los organismos vivientes consumen energía para ordenar sus propios sistemas fisiológicos, Si esta capacidad auto-organizadora abandona el sistema, las partes tornan al desorden.

Un sistema abierto que tiene dos lados

La capacidad de organización del organismo humano, al tratarse de un sistema abierto, le permite el ingreso de nueva energía que lo renueva. Sin embargo, por el hecho de ser un sistema que tiene dos lados que se corresponden con el lateral izquierdo y el lateral derecho del cuerpo, es fundamental mantener un balance correcto de la energía entre ambos, tal es la condición necesaria para su adecuado funcionamiento.

Los trastornos físicos se presentan al producirse un balance incorrecto entre ambos lados del sistema, por tal motivo, afirmamos que las técnicas de corrección operadas sobre el campo de energía de los seres vivos tienen como objetivo el mantenimiento del equilibrio en la salud. *El estado de salud requiere un orden: los organismos vivos se distinguen por su tendencia hacia el orden.*

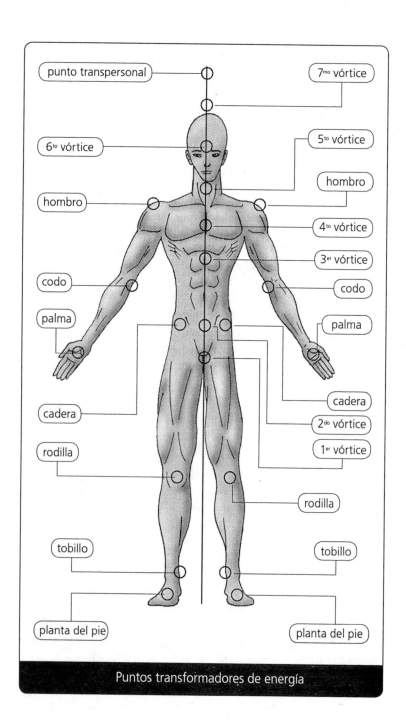

punto transpersonal

7ᵐᵒ vórtice

6ᵗᵒ vórtice

5ᵗᵒ vórtice

hombro

hombro

4ᵗᵒ vórtice

3ᵉʳ vórtice

codo

codo

palma

palma

cadera

cadera

2ᵈᵒ vórtice

rodilla

1ᵉʳ vórtice

rodilla

tobillo

tobillo

planta del pie

planta del pie

Puntos transformadores de energía

Terapias de Energía

"Todo lo que parece nuevo, en verdad
viene a ser lo viejo bien olvidado".

Proverbio ruso

"Las células de los organismos vivos pueden almacenar y emitir luz (fotones), la luz controla los procesos vitales. Si el mecanismo no funciona correctamente, el organismo sufrirá algún tipo de dolencia". Esta afirmación fue realizada por el Dr. Fritz Albert Popp, Premio Nobel de Física, uno de los más reconocidos representantes de la Física moderna y filósofo de la ciencia. El paradigma entrante sostiene que los seres humanos no son sólo materia, sino un sistema de energías sutiles, que se manifiesta a través de sus aspectos mentales, emocionales, físicos y espirituales.

De acuerdo a los conocimientos de la Física, podemos afirmar que la materia está compuesta por átomos, los que, a su vez, están compuestos por partículas.

La Física subatómica está comenzando a estudiar el campo de energía que envuelve al cuerpo de los seres vivos. En esta etapa experimental, aún se encuentran en desarrollo los dispositivos de medición específicos, para realizar las requeridas pruebas científicas.

Concepto de Bioenergía

La Bioenergía es un campo o estado intermedio entre la materia y las radiaciones más sutiles que sustentan la vida, algunos autores se refieren a ella como la "energía de vida". Los terapeutas que operan sobre el campo de energía que rodea a los seres vivos, logran producir cambios en las corrientes de energía que pueden influir sobre el comportamiento de la materia, con el objeto de optimizar el funcionamiento orgánico.

Tejiendo la propia salud

La red de energías formada por los pensamientos, los sentimientos y las acciones de un individuo va tejiendo su destino, se trata de una red que no es tejida por un "tejedor" azaroso ni determinada por un hado fatal. *La buena noticia es que cada individuo es el creador de su propia salud,* lo cual lo hace libre de determinismos, pero la contrapartida es que habrá que comprometerse consigo mismo, haciendo elecciones conscientes en cada momento.

Las enseñanzas de Oriente y Occidente

La medicina del lejano Oriente y las enseñanzas vertidas por algunas religiones tradicionales de Oriente y de Occidente admitieron desde tiempos antiguos la existencia de una realidad, invisible a los ojos, compuesta por una serie de campos de energía radiante que rodean al cuerpo y le proveen la "chispa" necesaria para dar arranque a todos sus componentes. A su vez, la energía vital fluye en el interior del sistema orgánico, siendo conducida por los trayectos nerviosos, los que "casualmente" coinciden con los trayectos que la medicina china ha denominado como "meridianos" y canales de energía. El Dr. Wilhelm Reich, psiquiatra y colega del Dr. Sigmund Freud, hablaba de una energía universal que denominó "orgónica", observó que "latía en el cielo" y alrededor de toda sustancia material orgánica e inorgánica. El aspecto visible del campo energético humano ha sido descripto como una emisión de rayos luminosos. Con el avance de los conocimientos en Física cuántica, estamos en condiciones de teorizar que los "psíquicos" que han estado en condiciones de ver los campos de energía, posiblemente han visto el conjunto de chispas que emiten ciertos conductores de energía, que en determinado momento realizan alguna "descarga". El salto de un fotón, que se aleja de su órbita, emite energía y se trata de energía lumínica. Pero *la alta velocidad en que transcurren estos fenómenos de emisión fotónica, se convierte en el principal obstáculo que impide la visión por parte del ojo humano*, dado que el proceso de acomodación visual es relativamente lento.

Chakras y plexos nerviosos

En los antiguos textos de la tradición hinduista se alude a la existencia de los "chakras", vocablo que se traduce como ruedas en idioma sánscrito. Los estudiosos de dichos textos afirman que cada uno de estos "chakras" o centros de naturaleza sutil, gobierna un área del cuerpo y se relaciona con una determinada glándula de secreción endocrina. La coincidencia entre la ubicación de los centros de energía, denominados "chakras" que se mencionan en los antiguos textos que exponen los fundamentos de la Filosofía de la India y aquella de los plexos nerviosos en la columna vertebral, despertó la curiosidad de algunos científicos occidentales, que procedieron a estudiar el comportamiento del sistema nervioso y los ganglios autónomos de los individuos que recibían tratamiento por imposición de manos. Siguiendo el trayecto de los nervios eferentes hasta los órganos y músculos correspondientes, se puede comprobar que *al relajarse la tensión muscular en la región, se optimizan sus capacidades autocurativas*.

La sutileza en la salud

El estado de salud depende de la libre circulación de la energía nerviosa, la enfermedad comienza cuando dicha circulación se encuentra bloqueada, tanto sea por un desequilibrio lateral, superior o inferior en los campos de energía o por problemas de distribución entre las distintas áreas que componen el sistema. Los bloqueos en el flujo de energía pueden estar relacionados con causas físicas, tales como una alimentación inadecuada, la ingesta de drogas u otros elementos tóxicos, los traumatismos por accidente, pero también se relacionan con las toxinas emocionales como la tristeza, el estrés, la angustia, el miedo y el pensamiento negativo.

Los efectos salutíferos de la transmisión de Bioenergía no dependen de la creencia que tenga el Receptor en la eficacia del método, y no es equiparable a los denominados "milagros" donde la fe es de indudable importancia. Tampoco se producen cambios instantáneos sino que se trata de un proceso terapéutico.

El hombre primitivo

El hombre primitivo utilizaba técnicas semejantes a lo que hoy denominamos "imposición de manos" y también practicaba otros movimientos precursores de la actual masoterapia. En algunos mamíferos se observa la comunicación por medio del tacto, que les resulta satisfactoria pues *cubre sus necesidades de abrigo y afecto*.

Masaje en el campo de energía

Es posible señalar que la imposición de manos moderna es considerada como una modalidad del masaje, se trata de un masaje del campo de energía que se extiende algunos centímetros alrededor del cuerpo material. Por lo tanto, es posible acercar la mano para tomar contacto directo con la piel o practicar ese masaje a una distancia de entre cinco y diez centímetros del cuerpo. El objetivo del masaje del campo de energía es el de restablecer el flujo natural de la misma, obteniendo un equilibrio eléctrico del sistema orgánico. Las distintas escuelas que enseñan la práctica de la imposición de manos difieren en su opinión respecto al contacto directo con el cuerpo. Los profesionales idóneos en estas prácticas suelen seguir su propio criterio y utilizan el sentido común más que la rigidez dogmática de las escuelas.

Se puede aplicar con las palmas de las manos o con las yemas de los dedos, practicando algunos *gestos terapéuticos* y movimientos rotatorios en sentido dextrógiro (estimulante) o levógiro (sedante) según corresponda.

Cuando el aumento de la carga iónica positiva de la materia se presenta en el nivel muscular, se genera lo que conocemos como *tensión* y *rigidez*. Al desprenderse la carga electropositiva por intervención de la energía cinética que produce el movimiento rápido de las manos, el sistema muscular se libera permitiendo el libre fluir de los vasos sanguíneos. La mano humana puede ejercer su acción en contacto directo con la epidermis (masaje clásico) o a varios centímetros de distancia de la misma (imposición de manos).

En líneas generales, la práctica del masaje del campo de energía tiene *efectos relajante, antiálgico y polarizante.*

Indicaciones de la Terapia de Bioenergía

La aplicación de la terapia de corrección de la Bioenergía puede complementar al tratamiento médico convencional, así como a las sesiones de psicoterapia. Para distinguir cuándo se trata de un Operador verdaderamente profesional, es posible guiarse por las normas éticas que exhibe y por su actitud. Es una muestra de extrema arrogancia –por parte de un profesional– el inducir a su paciente a *creer que su método terapéutico es el único que debe aceptar y el sugerirle que otro tratamiento sería perjudicial.*

También puede ser peligroso un Operador en Bioenergía que sugiere al Receptor que abandone su tratamiento médico.

No existen contraindicaciones para los tratamientos de Bioenergía, como tampoco existe un límite de edad ni de condición física o mental.

En cualquier situación, toda persona puede beneficiarse con la aplicación de la Terapia de Bioenergía. Por ejemplo, un automóvil puede tener su motor en buen estado, pero si la batería está descargada, no es posible darle "arranque": le hace falta energía. Se considera que una persona está totalmente sana cuando su energía está "en fase".

Concepto de Bioterapia

La Bioterapia está basada en la capacidad del ser humano de influir positivamente sobre otro ser humano. Es independiente de las creencias del individuo, pero el proceso curativo se facilita si la persona colabora con su apertura de conciencia.

La Bioterapia se apoya sobre un importante triángulo en el desarrollo humano, integrado por cuerpo, mente y valores humanos potenciales. El bioterapeuta puede ayudar a ordenar la relación entre estas tres partes.

Las personas que están desintegradas, desarmonizadas, trasladan su estado interno a sus vínculos y situaciones de vida en general. Al encontrarse con sus componentes dispersos, la persona pierde coherencia, no se pone de acuerdo consigo misma y carece de fuerza vital. El individuo no tiene entusiasmo y todo lo que proyecta hacia el mundo le sale mal.

El estrés generado por las presiones externas que se suman a las ya existentes, internas, puede conducir a depresiones de distinto grado.

La Bioterapia tiende un puente entre la medicina y la psicología. Puede acompañar tanto al tratamiento médico como al psicoterapéutico.

El paciente logrará mayor coherencia entre pensamiento y sentimiento, conseguirá armonía interior y paz, elementos indispensables para activar el proceso curativo.

La psicoterapia actúa sobre los procesos de pensamiento, la medicina se ocupa de los desórdenes en los sistemas biológicos. *La Bioterapia se ocupa de reunir todas las fuerzas internas que la persona necesita para curarse.*

El bioterapeuta no propone "recetas fijas", que se apliquen a todas las personas pues considera que cada individuo es único. El paciente recibe ayuda para encontrar su propio método.

Al mejorar la distribución de la energía nerviosa, el paciente percibe un equilibrio, que se traduce en mejor funcionamiento orgánico y cambios positivos en su estado anímico.

Los tratamientos tienen una duración aproximada de tres meses, sobre la base de una o dos sesiones semanales. En la primera consulta, se realiza un diagnóstico y se propone un plan de tratamiento.

Una sesión de Bioterapia incluye la expresión verbal de los problemas que aparecen en la vida cotidiana del paciente y la armonización de su campo de energía. Muchas personas comienzan a sentir beneficios desde la primera sesión de tratamiento (al retirarse del consultorio, manifiestan que ya se sienten un poco mejor).

Dado que la Bioterapia se ocupa del equilibrio del sistema nervioso, también tiene acción sobre el metabolismo general y estabiliza las funciones endocrinas.

Al producir efectos sobre el sistema nervioso, la Bioterapia es efectiva en los procesos inflamatorios y alérgicos, contribuyendo a la remisión de problemas dermatológicos, ginecológicos y urológicos. Se ha comprobado que el tratamiento de Bioterapia fortalece el sistema inmunológico, aumentando las defensas orgánicas (se presenta menor tendencia a contraer resfríos, gripes e infecciones en general).

La circulación de la sangre es activada produciendo una mejor nutrición de los tejidos orgánicos y un importante proceso regenerativo celular.

La persona que recibe sesiones de Bioterapia exhibe *mayor equilibrio en las emociones*, lo que conduce a la paulatina disminución de los niveles de estrés, corrigiendo trastornos tales como el insomnio y la inmunodepresión. Los estados de serenidad se hacen cada vez más frecuentes, por intermedio de este tratamiento y el individuo comienza a sentirse más dueño de sí mismo, disminuyendo sus niveles de ansiedad y mejorando su rendimiento intelectual.

En las enfermedades crónicas o de muy antigua evolución, el tiempo estimado de tratamiento puede ser superior a los seis meses de duración. En general, se perciben cambios favorables a partir de la cuarta sesión de Bioterapia.

Un método no invasivo
y libre de contraindicaciones

Se trata de un método no invasivo, que evita el ingreso al organismo de sustancias químicas y que se ocupa de la totalidad de las funciones orgánicas, sin desatender al todo para tratar una sola parte. El profesional en Bioterapia trabaja avalado por el médico de cabecera del paciente, quien se ocupa del diagnóstico clínico de las enfermedades y de los estudios de control que correspondan.

La tarea del bioterapeuta consiste, entre otras cosas, en ayudar al individuo a encontrar los motivos subconscientes que lo condujeron al estado de desarmonía.

Los síntomas de las enfermedades son sólo *expresiones visibles de un proceso invisible* que tiene como escenario la conciencia de cada individuo.

Influencia de los elementos externos

Elementos externos influyen sobre el campo electromagnético humano, y la Bioterapia trabaja sobre el campo que envuelve al cuerpo físico, que podemos denominar campo electrobiomagnético.Este campo es alterado por elementos externos, tales como el clima, los accidentes, las infecciones producidas por virus y bacterias, así como por otros agentes del ambiente. También los factores internos como las emociones, los sentimientos y los pensamientos, influyen en el campo electrobiomagnético.

La Bioterapia produce la eliminación paulatina y natural de los desequilibrios en la estructura del campo electrobiomagnético, aumentando así la vitalidad del organismo.

La Bioterapia profesional

El profesional en Bioterapia estudia, entre otros temas, la estructura energética del organismo humano y su relación con las enfermedades que presentan sus tejidos biológicos. Un profesional entrenado conoce las técnicas para eliminar los desequilibrios y armonizar la energía del campo de fuerza que rodea al individuo. A su vez, conoce los mecanismos de relación energética en el espacio-tiempo y los circuitos bioeléctricos que vinculan a todas las formas de vida.

Crear momentos sagrados en la propia vida, conduce a cada individuo a comunicarse con sus ritmos biológicos.

Respetar el ritmo y el orden indicados desde el propio cuerpo, significa ante todo, honrar la vida.

Crear un lugar sagrado propio, para apreciar la maravilla de la existencia, permite sentirse un ser humano.

CAPÍTULO V

Fundamentos teóricos del Toque Terapéutico Transpersonal

"No hay cuestiones agotadas,
sino hombres agotados en las cuestiones".

S. Ramón y Cajal

Una introducción a la Física cuántica

La Física cuántica es el resultado de la semilla plantada por Max Planck en 1900. Planck propuso el concepto de que no había nada en el mundo físico que tuviera continuidad pura. La energía, el movimiento, la masa, todo existe en pequeñas porciones que el denominó "quanta" (plural de quantum). Estas porciones son tan pequeñas que dan la apariencia de continuidad pero al verlas en mínimo detalle, todas las cosas aparecen formadas por pequeñísimas piezas. Un oscilador no puede ganar o perder energía en continuidad, sino que la gana o pierde en cantidades discretas, que Planck consideró como quanta. Cada quantum tiene su propia y específica cantidad de energía. En la radiación electromagnética, el quantum es el fotón.

En 1905, Albert Einstein utilizó la Teoría Cuántica de Planck para explicar el efecto fotoeléctrico. En 1913, Bohr usó la misma teoría para explicar el espectro atómico. En 1933, Erwin Schrödinger recibió el

Premio Nobel por el desarrollo de la ecuación de onda que dio nacimiento a la mecánica cuántica actual. La mecánica cuántica es la ciencia que estudia y describe el electrón y el comportamiento de las pequeñas partículas. La Electrodinámica cuántica es una extensión que trata sobre el comportamiento de las partículas con carga en un campo cuantificado. Se utiliza para entender la interacción entre electrones, positrones y radiación. Todas las ciencias cuánticas están basadas en la inspiración de Max Planck que lo condujo a la formulación de la Teoría Cuántica. *La relación que esta teoría tiene con nuestra tarea de sanadores es lo que trataremos de entender.*

Una molécula puede ser un mini modelo de una galaxia y un núcleo atómico puede ser un mini modelo de un sol con los electrones, análogamente a los planetas, circulando alrededor del sol. Estas relaciones análogas existen entre todas las cosas, la única variable está en el tamaño. Cada partícula es un holograma de la totalidad a la cual pertenece como fragmento. La célula es un ser humano en miniatura y el electrón es un mini planeta Tierra que gira alrededor de su núcleo tal como la Tierra gira alrededor del Sol.

Las ondas, las partículas y las expectativas del observador

El comportamiento diverso del electrón parece depender del medio por el cual elegimos observarlo. Esta aparente discrepancia respecto a la naturaleza del electrón conduce a una nueva pregunta referente a qué pasaría con su comportamiento si no hubiese un observador.

Es posible que el electrón tenga una conciencia y entienda nuestra necesidad de comprender la situación. Quizás el electrón quiera adaptarse a lo que el observador está buscando. Es posible que si creemos que se trata de una partícula, el electrón actúa como tal, pero si estamos buscando una onda, puede comportarse según esa expectativa. También puede suceder que el electrón tenga cambios de humor y decida comportarse de manera contraria a nuestra expectativa. Basado en los resultados de las experiencias de laboratorio, que suelen ser variadas y opuestas, se ha llegado a pensar que el electrón puede elegir su comportamiento.

El comportamiento del paciente

Cuando se trabaja con personas, es posible conducirlas al estado de bienestar y también es posible que suceda lo contrario. Pues tal como hay electrones contradictorios, existen personas que pueden exhibir resultados contradictorios en su respuesta al tratamiento.

Si un bioterapeuta cree firmemente en la eficacia del tratamiento que ofrece, es altamente probable que los resultados sean efectivos, excepto que se trate de un paciente contradictorio. Cuando se suma *la Intención Consciente* hacia el bienestar del otro y la confianza en el tratamiento aplicado, la eficacia de la Bioterapia aumenta. Es posible que el bien imaginado se haga realidad.

La Física cotidiana

Los átomos que componen a los objetos que nos rodean son tan sólo una agrupación de tres tipos de partículas, unas sin carga eléctrica y otras cargadas positivamente o negativamente. El átomo tiene un núcleo compuesto por neutrones, sin carga, y protones, cargados positivamente. A su alrededor giran una serie de cargas negativas llamadas electrones, que tienen una masa pequeñísima comparada con los protones y neutrones.

Los electrones están en diferentes niveles, más o menos alejados del núcleo.

Cuando un electrón está en un nivel determinado tiene una energía constante, que es mayor cuanto más alejado está del núcleo. Si pasa de un nivel a otro, necesitará absorber o emitir energía hasta alcanzar la del nivel a donde se desplaza.

Las ondas y las partículas

Las radiaciones electromagnéticas están formadas por haces de partículas subatómicas denominadas fotones, cuya principal característica es la de tener asociado un campo electromagnético vibratorio. Al moverse los fotones, el campo se propaga, generándose lo que habitualmente se denomina ondas.

Por lo tanto, las radiaciones electromagnéticas pueden entenderse desde ambos puntos de vista. Lo usual es considerarlas como ondas para simplificar su estudio, pero las ciencias físicas han comprobado que se trata de haces de fotones.

Los electrones

En un átomo, los electrones giran alrededor del núcleo, quedando restringidos en una región del espacio llamada orbital. En cada átomo existen varios orbitales en los que puede encontrarse un electrón. El tipo de energía que tenga el electrón es la que determina la posición que el mismo adopte en distintos momentos.

El electrón tiene la posibilidad de incrementar su energía cuando salta de un orbital al otro.

Si un electrón quiere trasladarse a un orbital vacío de menor energía que el suyo, tiene que desprenderse de la energía sobrante. Puede gastarla emitiendo un fotón para luego cambiar de orbital. Para regresar nuevamente allí tiene que esperar a que se acerque otro fotón de igual carga que la que fuera emitida, entonces lo absorberá, disponiendo de la energía necesaria para realizar el cambio.

La energía del fotón emitido estará determinada por la energía sobrante que disponga el electrón en el momento de efectuar su cambio de nivel.

Existe un principio que enseña que cuanto mayor es la energía, mayor será la frecuencia, por lo tanto, cuanto mayor sea el salto que haya dado el electrón, mayor será la frecuencia de la onda emitida.

Biocampo cuántico

Todos los seres vivos poseen un campo de energía, habitualmente denominado "aura", que está incorporado internamente a todos sus tejidos y que avanza hacia el exterior del cuerpo formando una barrera protectora contra el medio ambiente. Ese campo de energía es denominado, por los científicos, "biocampo cuántico", siendo digno de destacar el campo formado por neutrinos.

Los *neutrinos* son partículas subatómicas y fueron explicadas en

1930 por Wolfgang Pauli. Las investigaciones se intensificaron después de la II Guerra mundial, debido al conocimiento del concepto de fisión nuclear. En 1956 se realizó una experiencia en Carolina del Sur, EE.UU., que demostró su existencia. Los neutrinos son partículas elementales, emitidas durante la caída de cualquier elemento radioactivo. Son tan pequeños que logran atravesar, sin interferencia alguna, tanto la atmósfera como la mayoría de los organismos vivos (rocas, agua, metales, etc.). Están presentes en los rayos cósmicos y solares y atraviesan toda la Tierra. Se estima que una persona de 70 kilogramos emite cada una hora cerca de 20 millones de neutrinos, debido a la presencia, entre otros, del potasio en su organismo.

Los neutrinos son generados en las membranas serosas del peritoneo y de la pleura. Su función es mantener y regenerar los tejidos para formar una verdadera barrera de protección contra los campos eléctricos presentes en el medio ambiente. Dichos campos emiten fotones que interfieren con el biocampo de neutrinos, disminuyendo su densidad.

Los fotones de alta potencia provienen de la biosfera y de fuentes radioactivas y pueden atravesar el campo de neutrinos. Los fotones de baja potencia son los producidos por aparatos de uso común como los electrodomésticos en general, el microondas, los sistemas de encendido de motores del automóvil, los aparatos de radio y televisión, las computadoras, las torres de transmisión de televisión. En estos casos, los neutrinos logran interaccionar con los fotones, manteniéndolos en niveles tolerables para el organismo humano.

La energía vibrante

El cuerpo de los seres vivos emite fuerzas electromagnéticas. Todos los objetos que nos rodean y el ambiente en que habitamos tienen su correspondiente campo electromagnético. Las partículas que forman dicho campo permanecen en suspensión en forma de energía vibrante.

Todas las cosas que existen en este Universo tienen su propio campo energético ya sea que pertenezcan al reino mineral, vegetal o animal.

Albert Einstein explicó que la materia no existe tal como la percibimos sino que es una ilusión creada por la velocidad de vibración de diversas formas de energía. Todo lo que vibra en el plano físico aparece como materia sólida.

La Física moderna ha demostrado que un objeto reducido a la más pequeña de sus partículas está formado por millones de *chispas de energía.*

Actualmente, conocemos que hay un mundo vibrando a variadas frecuencias. El estudio del campo electromagnético tiene como objeto ayudar a las personas a entender los procesos de cambios en que se encuentra y cómo se van desarrollando.

Aspectos visibles del biocampo

El campo electromagnético se ve de varias formas: como capas de color que bordean el cuerpo, como bandas circulares alrededor del mismo, como éter flotando sin forma definida, como llamas de colores que se extienden y luego parecen desvanecerse, etc. Debido a que el campo electromagnético es un plasma etérico, puede visualizarse de diversas maneras.

El ser humano, en particular, tiene todos los colores del arco iris pues está formado por millones de partículas que giran a diferentes velocidades, con distintas vibraciones y colores.

La percepción visual del aura es muy natural para algunas personas. Pueden hacerlo con los ojos totalmente abiertos gracias a los receptores en forma de conos dentro del ojo, encargados de la visión del color.

Otras personas, con una menor predisposición por su conformación biológica, suelen lograrlo con mayor entrenamiento, desenfocando la visión y practicando con cierta continuidad y dedicación.

Sugerencias para el desarrollo de la visión doble

- Meditación diaria para lograr una mayor coherencia.
- Escuchar música atentamente con el cuarto y el sexto vórtice en conexión (conducirá a una mayor coherencia entre ambos).
- Ejercicios de concentración tres veces por día.

Graciela Pérez Martínez

- Permanecer en el eje (centro) personal durante toda la jornada.
- Ejercicios oculares para optimizar los orbitales de los ojos:
  a) Aumentar la percepción de la luz mirando al sol con los ojos cerrados;
  b) acercar mucho los objetos y lecturas a nuestros ojos;
  c) ejercicios de lectura a distancias cada vez mayores;
  d) mirar un objeto cercano y luego alejarlo rápidamente;
  e) estimular los ojos con distintos colores. Si estamos nerviosos, con color azul, si estuviéramos calmos, un tono verde y si estamos deprimidos, es conveniente el color rojo.
- Aumentar las percepciones sensoriales, activar los cinco sentidos a su máxima potencia.
- Aumentar la conciencia del tiempo presente, el sentido de "aquí y ahora".

Secretos de la visión doble

- Mirar el objeto de estudio en forma holística.
- Luego, observar los detalles.
- Procesar la información.
- Darse cuenta de que todo está conectado con todo lo que existe.

La clave está en que la atención es energía potenciada. Si se produce la *unión de la atención y la intención*, se desarrolla la visión doble. La dificultad que se presenta en todos los órdenes de la vida es descubrir en realidad "qué es lo que queremos". El miedo, la indecisión y la falta de conocimiento son los principales obstáculos.

La ciencia se interesa por las escuelas de Bioenergía

Todo paradigma científico encuentra sus bases de sustentación en la filosofía y en el conjunto de creencias aceptadas por el momento histórico al que pertenece.

A mediados de la década del 70, se comienza a profundizar en la validez de las terapias que utilizan la Bioenergía (Escuelas de *Hea-*

ling). El sustento teórico de dichas escuelas es la capacidad latente en los seres humanos para influir sobre otros seres vivos, en forma beneficiosa para su salud física y emocional. Surge en esos años el interés por descubrir la naturaleza del potencial humano que produce el encuentro sanador de persona a persona.

Stanley Krippner contribuyó al aumento de dicho interés al realizar intensivos estudios sobre bases transculturales, respecto a las actividades paranormales (1980) y estudios específicos sobre la actividad de los chamanes.

Fue en esa misma época que surgió el estímulo por explorar las características de la auto-curación, cuya responsabilidad le podemos adjudicar a los estudios y seguimientos de numerosos pacientes realizados por el Dr. Simonton durante el año 1978.

A los antes mencionados, podemos agregar el interesante trabajo llevado a cabo por el psicoterapeuta Lawrence LeShan sobre sanaciones a distancia y los efectos terapéuticos de la oración (1974). El estudio de la relación entre los estados de conciencia y su efecto sobre el sistema nervioso autónomo, realizado por el Dr. Elmer Green, conduce al nacimiento de la técnica del *Biofeedback* (1977).

En 1975, Charles Tart teorizó sobre los distintos niveles de los estados de conciencia y Dolores Krieger demostró los efectos del *Therapeutic Touch*, nombre original en idioma inglés del Toque Terapéutico, basándose en la medición de los índices fisiológicos en seres humanos a través de estudios de laboratorio.

La Intención Consciente

Dolores Krieger introdujo la noción del ejercicio consciente de las órdenes provenientes de la intuición como complemento de otras técnicas aplicadas por los profesionales de la salud (1979). Al mismo tiempo, su compañera y co-fundadora de la Escuela del Toque Terapéutico, la sanadora natural Dora van Gelder Kunz describió los mecanismos por los cuales la dinámica de la conciencia reacciona ante la enfermedad.

Fritjof Capra (*El Tao de la Física*) realizó estudios comparativos de la Física moderna con las antiguas enseñanzas respecto a la energía universal (1975). El estudio de Pribram que reconoció la similitud de los mecanismos de almacenamiento del cerebro y la teoría holográfica (1976) fue desarrollado luego por el físico David Bohm, en su apreciación de un universo holográfico compuesto por solicitudes implícitas y explícitas al mismo tiempo (1980).

Rupert Sheldrake construyó el puente que salvó la brecha entre la nueva Física y los seres humanos al formular el concepto de los campos morfogenéticos, enseñando que la percepción y el funcionamiento humanos no se hallan ligados a los conceptos del espacio y el tiempo.

Los experimentos realizados con referencia al efecto del estrés y los estados de ánimo sobre los neuropéptidos en el organismo humano, puso en claro la interrelación entre la neurofisiología, los estados psicológicos y el sistema inmunológico. El reconocimiento de la importancia y los efectos de las endorfinas y encefalinas sirvió para fundamentar los trabajos de Simonton y Creighton (1978) y los de Achterberg y Lawlis (1978), que han demostrado los efectos terapéuticos de la imaginación creativa en los pacientes cancerosos. Estos estudios contribuyeron al desarrollo de una visión psiconeuroinmunológica respecto a los tratamientos que aplica la bioenergía (Robert Ader, 1986).

Mencionaremos, por su autoridad y trayectoria, a las Escuelas de Reiki, respaldadas por la Alianza Internacional de Reiki, las de Sanación Psíquica, organizadas por la Confederación Británica de Sanadores Psíquicos y al *Therapeutic Touch*, reconocido y enseñado en nivel universitario en las escuelas de enfermería en todo el territorio de los Estados Unidos.

Definimos el Toque Terapéutico

El Toque Terapéutico (*Therapeutic Touch*) es una técnica de sanación nueva en el marco de los sistemas de salud actuales, pero antigua por tratarse de un sistema de "imposición de manos", en la que un Operador entrenado en este arte, emplea sus manos para dirigir y sintonizar la energía vital humana.

El encuentro terapéutico más antiguo: la imposición de manos

Las manos manifiestan los sentimientos más fuertes del hombre, el amor, la generosidad, la ternura e inclusive las emociones indeseables, tales como el odio, la envidia, la agresividad. *Las manos simbolizan la "magia" del hombre*, contienen, en potencia, todas sus posibilidades. Unidos todos en la "octava" del amor y el respeto, podremos ayudarnos los unos a los otros. Las manos del *Operador* en Toque Terapéutico recorren el campo de energía de la otra persona, *el Receptor*, aproximadamente a cinco centímetros de distancia del mismo, con el objetivo de equilibrar el balance de partículas eléctricas que lo componen, En muchos casos, el objetivo es *corregir el flujo de energía* para ordenarla y preparar al sistema orgánico para sanarse.

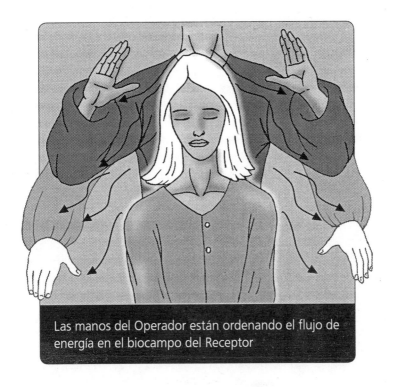

Las manos del Operador están ordenando el flujo de energía en el biocampo del Receptor

La Teoría del plasma biológico

CAPÍTULO VI

"Es más fácil desintegrar
un átomo que un prejuicio".

Albert Einstein

En Física, el término plasma se refiere al *cuarto estado de la materia*, diferente de los estados sólido, líquido y gaseoso. La Física del plasma se dedica al estudio del comportamiento de sustancias altamente ionizadas que constituyen ese estado denominado plasma. Esta rama de la Física ha adquirido importancia debido a que la mayor parte del Universo está formado por materia en dicho estado. En el espacio interestelar, la ionización está producida por la radiación, mientras que en las estrellas, la causa de creación de plasma son las altas temperaturas reinantes. Las elevadas temperaturas originan plasmas, cuyas partículas adquieren energía suficiente para producir reacciones nucleares de fusión. Las reacciones de fusión controlada pueden conducir a la producción de energía eléctrica. En 1944, Grischenko, un físico e ingeniero ruso, planteó la posibilidad del estado de plasma en los seres vivos. El plasma biológico parece tener la propiedad de crear una coherencia orgánica, en la que el entrópico y caótico movimiento de las partículas puede reducirse al mínimo. Los sistemas biológicos tienden a mantener su organización mientras están vivos.

Semiconductores y procesos biológicos

Un sistema electrónico de semiconductores tiene las características del plasma físico, dicho sistema de semiconductores constituye un plasma sólido.

Se ha estudiado que las proteínas y otras moléculas orgánicas tienen propiedades semiconductoras, la Biofísica está admitiendo a la célula viviente como un sistema complejo de circuitos semiconductores. Tomando en cuenta las semejanzas estructurales, hemos de advertir también las funcionales. Así, *es posible considerar al tejido viviente como un sistema bioelectrónico, y desde ese punto de vista se trataría de un plasma sólido, que obedece a las leyes de la Física del plasma.*

La investigación biofísica moderna brinda múltiples razones para suponer que la transferencia electromagnética de energía e información es una parte esencial de los procesos biológicos de células y tejidos vivientes. Tendríamos en los sistemas vivos un doble efecto semejante al láser, uno que genera fotones en estructuras "sándwich" mediante el bombeo óptico o eléctrico y otro que constituye un amplificador de quantum de fotones químicamente bombeado.

La materia viviente necesita fotones, *la fotosíntesis tan nombrada en términos de Botánica, constituye una técnica especial de absorber fotones externos.*

La transferencia de fotones por efectos semejantes al láser es tan importante desde el punto de vista de la bioenergía, como lo es la transferencia de electrones en los sistemas bioelectrónicos. La transferencia electrónica de procesos enzimáticos es regulada por impulsos electromagnéticos. El plasma biológico comprende tanto los sistemas bioelectrónicos como los sistemas electromagnéticos responsables de la transferencia del fotón y de los efectos del rayo láser.

La sangre tiene propiedades semiconductoras así como las tiene también la linfa y el agua tiene las características de un semiconductor protónico. Dado que esta última constituye, aproximadamente, el ochenta por ciento de la composición orgánica, es posible suponer que la matriz bioplasmática del organismo incluye a los fluidos corporales, imprescindibles para la vida.

Definición de plasma biológico

Plasma biológico es el conjunto de formas de energía, que se unen con distintos tipos de radiaciones, independientemente del organismo y que se manifiestan adentro y afuera del mismo. El bioplasma crea sus propios campos organizadores, y se trata de un organismo unificado en sí mismo. Constituye una matriz energética viviente en conexión doble y recíproca con el cuerpo físico. La sustancia del plasma constituye el molde particular, en el cual oscilaciones excitadas por radiaciones que van desde el infrarrojo hasta el ultravioleta, declinan gradualmente. *El bioplasma es susceptible a las perturbaciones eléctricas y magnéticas, esto podría explicar por qué motivo las enfermedades y estados psicofisiológicos son influenciados por las condiciones climáticas.* El oxígeno contenido en el aire que respiramos suelta electrones libres en forma permanente y conocemos que el aire ionizado aplicado sobre las heridas acelera su curación. Dejar la zona herida al descubierto permite que el bioplasma en dicha zona pueda absorber, por efecto de resonancia de campos de energía, los iones negativos que necesita para sanarse. La respiración es la función de reaprovisionamiento de oxígeno, se trata de alimentar el depósito de energía vital. Las tradiciones de la India hablan del "prana", asimilable a la energía respiratoria; la teoría china de la Acupuntura concede gran importancia a la circulación de la energía en el canal denominado como "meridiano de pulmón" y establece una relación entre su equilibrio y la alegría de vivir.

El bioplasma constituye el último sustrato tanto de los procesos químicos como de los electrónicos y es el portador de la información electromagnética en el organismo. La esencia de la vida está íntimamente relacionada con la conducta de las partículas eléctricas y con los campos electromagnéticos.

El plasma biológico es el factor de transmisión mediante el cual la medicina puede curar aplicando ciertos métodos tales como los tratamientos de magnetoterapia y la estimulación por campos eléctricos, utilizando aparatos conocidos como el de ultrasonido, la iontoforesis y muchos otros. En el caso de los tratamientos de bioenergía, *el subconsciente del Operador se conecta con los campos de información magnética que vibran en el ambiente* y de este modo puede actuar sobre el plasma biológico del Receptor, influyendo favorablemente sobre el órgano enfermo. La diferencia entre la estimulación por medio de campos electromagnéticos generados artificialmente y los generados por el organismo humano, es la diversidad y la intensidad de los mismos. En la aplicación de bioenergía, se produce la transmisión de varios campos de información al mismo tiempo, con lo cual el organismo responderá por "simpatía de onda" y será capaz de tomar sólo la dosis que necesita, sin enfrentar los riesgos en la dosificación ni en el tipo de radiación elegida.

El campo psicodinámico universal

Basándose en los conocimientos vertidos por pensadores de las distintas culturas, cuya información ha llegado hasta el presente, es posible afirmar que existe un campo psicodinámico entre las personas, *un "continuum" psíquico, que permite influir sobre el nivel de organización del campo bioeléctrico individual.*

Desde el punto de vista de la Física cuántica, el ser humano es la intersección dinámica de varios campos de energía, que emiten un espectro de vitalidad, fuerza de vida y creatividad. En el centro de este conjunto de radiaciones siempre vibrantes, se encuentra la conciencia individual.

Distorsiones en el campo de energía

Cuando el campo de energía de una persona se encuentra sometido al estrés, generado por una o varias de las fuentes posibles, entre las que se cuenta el estrés ambiental, el emocional, el laboral y otros tipos de presiones, estamos ante un campo distorsionado y fragmentado, y la persona se siente ansiosa, con bajo potencial de energía, baja vitalidad, irritable, descontenta consigo misma.

La "tortura mental", identificada como un incesante parloteo interno, los altibajos anímicos y la falta de concentración son algunos de los síntomas que indican la falta de armonía del individuo. Los estados depresivos, generalmente asociados a cierto tipo de estrés emocional, se transmiten al cuerpo y pueden dar origen a los desórdenes en el metabolismo celular.

Cada órgano vibra y late continuamente, tiene su propio ritmo, componiendo a su vez una sinfonía con el resto de los integrantes del sistema orgánico. Los campos de energía que componen un sistema humano pueden perder el ritmo en sus relaciones de conjunto, debido al efecto del estrés continuado, ejercido por sus experiencias vitales. La pérdida de esta "sintonía fina" y la falta de sincronía que se produce como resultado, *debilita el campo bioeléctrico y lo hace vulnerable a la enfermedad.* La falta de flujo en el nivel energético, producida por el *desequilibrio en las polaridades de ambos lados del sistema* y las obstrucciones o bloqueos de la fuerza bioeléctrica, preparan el terreno para una enfermedad, pudiendo además deformar las percepciones y embotar las sensaciones de la persona que se encuentra en dicho estado.

Los cambios distróficos y degenerativos de los tejidos orgánicos se manifiestan desde su comienzo como una formación anómala de la energía vital. En esa etapa el órgano afectado puede estar funcionando correctamente cuando se practican los estudios clínicos, que en controles posteriores darán señales de alarma. Los estudios de electrofisiología de los meridianos muestran la dependencia entre el estado funcional de los órganos y los potenciales eléctricos evidenciados en los puntos de acupuntura correspondientes. Las patologías orgánicas que se evidencian o están en vías de presentarse, muestran *señales de bloqueo en los canales de energía*, pudiendo facilitar la detección temprana de una afección antes de que revista mayor gravedad.

Concepto de Operador y Receptor

Se denomina "Operador" al profesional que aplica las técnicas de imposición de manos, que tendrán diferencias metodológicas en las distintas escuelas que enseñan a trabajar con los campos de energía. Se llama "Receptor" al otro participante del encuentro terapéutico, que recibe los cuidados que le prodiga el Operador y que acepta ser asistido debido a que se siente desvitalizado, lo que puede significar que tiene su energía en desorden.

En el caso que la persona receptora sea escéptica, únicamente hace falta que se concentre por unos minutos en su propio cuerpo y el Operador en Bioenergía podrá conducirla a un estado de relajación consciente. Dicho estado puede contribuir a restaurar sus conexiones neuronales y conducirla a recuperar el orden en su sistema orgánico. Los efectos duraderos en el tratamiento están garantizados por la continuidad en el tiempo, ya que se trata de recibir varias sesiones.

Destacamos también, que el denominado "efecto placebo", basado en el buen *rapport* establecido entre el Operador y el Receptor, producto de la frecuencia de onda entre ambos, aumenta la eficacia del tratamiento pero no explica por sí mismo su efectividad.

A modo de prueba de esta efectividad, se ha utilizado el microscopio electrónico para examinar los efectos de la imposición de manos sobre algunos tejidos dañados, que fueron extendidos sobre un porta-objetos y sobre ciertas enzimas aisladas dentro de los tubos de ensayo, en el marco del laboratorio.

Intervención consciente del Operador

La capacidad autocurativa que se aloja en el inconsciente de los individuos, puede ser ampliada por la intervención consciente del Operador en Toque Terapéutico, no obstante lo cual el proceso de integración ocurre dentro de la persona que recibe el tratamiento.

El Operador entrenado recibe instrucciones para ampliar su conciencia y entender que el bienestar de un individuo es inseparable del bienestar del conjunto de la humanidad. Una cierta capacidad transformadora se va desarrollando en el Operador con verdadera vocación y contribuye a que el Receptor alcance el estado de armonía. Son requisitos indispensables del Operador eficaz, gozar de buena salud, desarrollar la compasión y ser disciplinado:

- La buena salud abarca la salud del cuerpo, de los sentimientos y de los pensamientos.
- La compasión implica el deseo sincero de servir a los demás, sin motivaciones puramente egoístas o mezquinas.
- La disciplina es necesaria para cultivar este "arte", mediante la práctica diaria.

CAPÍTULO VII

La realidad transpersonal

"La ciencia sin conciencia
es la ruina del alma".

Aristóteles

La energía psíquica es generada por todos los seres vivos y se transfiere de unos a otros, esta transferencia es una parte importante de la comunicación humana. Los chinos utilizan la palabra "chi" para referirse a la energía de vida, los occidentales la hemos denominado bioenergía o energía vital. En algunas oportunidades, es posible sentir necesidad de comunicarse con alguien, es muy probable que provenga de una tendencia inconsciente de intercambiar energía con dicha persona.

Todo cuerpo genera energía que vibra en una particular frecuencia, es diferente en cada persona, casi tan particular como las huellas dactilares. Los pensamientos y las emociones se reflejan en la vibración que el individuo emite, las tensiones pueden alojarse en forma de "estática" en el propio cuerpo y en los objetos que toman contacto con el mismo. Este depósito psíquico puede percibirse como cansancio, como negatividad, como ansiedad y distintas manifestaciones del estrés.

Los estallidos emocionales de las personas que nos rodean pueden afectar el ambiente que se percibe en nuestro lugar de trabajo o la "onda" de una casa puede hacernos sentir "raros". Éstas y otras sensaciones son sólo muestras del intercambio de energía que realizamos permanentemente. Percibir las corrientes de energía, tener "onda" con alguien y otras expresiones que abundan en el lenguaje cotidiano, demuestran que esta realidad invisible a simple vista, forma parte de las vivencias humanas.

Intervención transpersonal es un término adecuado para designar un método que conduce al estado de salud por medios no ortodoxos. Dicha intervención está fundamentada en la relación existente entre la materia y la conciencia. Calificarla como "milagro" implicaría no poder explicar el evento, se trataría de lo sobrenatural. Sin embargo, el proceso, aparentemente enigmático, de intervención de la energía bioeléctrica humana sobre los procesos fisiológicos –a lo que denominamos genéricamente "vida"– merece ser explicado por el método científico. El concepto de dimensiones transpersonales de la conciencia surge, entre otros, de los estudios de Maslow (1968). En particular, éste se abocó a estudiar la influencia de la supraconciencia en la vida humana. El prefijo "trans" indica estados de conciencia en el individuo que van más allá de los que captamos en nuestra vida diaria. El término "conciencia transpersonal" implica que la conciencia puede no ser restringida siempre al cuerpo físico y al cerebro. Existen varios niveles de experiencia transpersona considerados potenciales en los seres humanos y se originan en el inconsciente profundo, generándose un clima particular, en el cual lo transpersonal tiene oportunidad de surgir, *el Operador transpone su pequeño ego, se olvida de sí mismo.* La advertencia que surge de Wilbur (1980) es que un individuo debería desarrollar previamente un ego estable y saludable para poder trascenderlo. De lo contrario, el resultado sería un estado patológico, generalmente acompañado de un alto nivel de estrés psicológico.

Potencial sanador de los estados no-ordinarios de conciencia

En 1956, el Dr. Stanislav Grof comenzó una investigación de los estados no ordinarios de conciencia, estados que incluyen experiencias cercanas a la muerte, los efectos de distintas sustancias psicodélicas, así como de los ejercicios de respiración profunda sostenida y el misterio de los trances chamánicos. Pudo trazar, junto con sus colaboradores, un nuevo mapa de la psiquis humana que revolucionó la práctica de la psicoterapia. Esta nueva cartografía se aventura más allá de la biografía individual, penetrando en el territorio de los estados místicos, de las fuerzas arquetípicas alojadas en el inconsciente colectivo, que guían la personalidad y el comportamiento de todos los seres humanos. Su planteo abarca la cuestión sobre la fuente de las emociones, si pueden ser explicadas como procesos químicos del cerebro y producto de la experiencia de vida, o si puede tratarse de expresiones de energía universal. Su investigación exploró cuáles eran los estados mentales específicos que aceleran los estados de integración y de sanación. Sus observaciones presentan a la materia como subordinada a la conciencia.

Toque Terapéutico: una experiencia transpersonal

Se trata de una modalidad terapéutica nacida en los Estados Unidos que ha logrado trascender fronteras durante los últimos treinta años. Se ha difundido ampliamente, habiendo demostrado su eficacia tanto en los tratamientos del dolor como en las salas de neonatología salvando vidas y en el restablecimiento de numerosos enfermos. Ha sido practicada por cientos de miles de profesionales de la salud y aceptada en cientos de hospitales de todo el mundo, cambiando la visión de la vida de millones de personas.

La Escuela del Toque Terapéutico enseña cómo encontrar el centro de la conciencia y enfocar la atención, para producir una intervención sanadora sobre el campo de energía de los seres vivos. Se trata de *una intervención amorosa que nace en el corazón del practicante* y que conlleva un aprendizaje del lenguaje de la energía para escuchar el mensaje que quiere trasmitir.

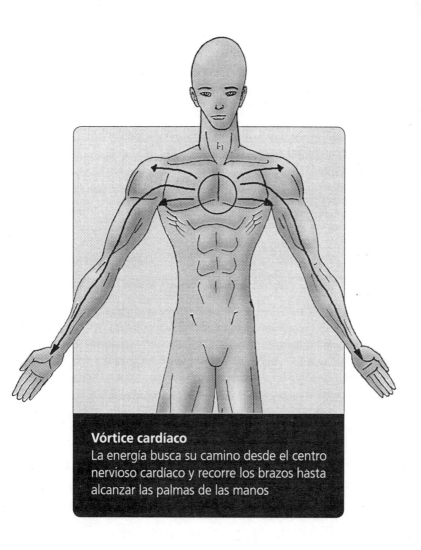

Vórtice cardíaco
La energía busca su camino desde el centro nervioso cardíaco y recorre los brazos hasta alcanzar las palmas de las manos

CAPÍTULO VIII

La enfermera de dos mundos

"No te sientas esclavo ni aun esclavo,
no te sientas vencido ni aun vencido.
Ten el tesón del clavo enmohecido que
viejo y ruin vuelve a ser clavo,
no la cobarde intrepidez del pavo,
que amaina su plumaje al primer ruido".

Almafuerte

Dolores Krieger, con una carrera de enfermera universitaria (Ph. D.), amplia trayectoria como investigadora en el campo de la salud y profesora titular de enfermería en la Universidad de Nueva York, tomó a su cargo los riesgos que implica pertenecer a dos mundos. Hacía falta coraje y determinación, así como seguridad interior y honestidad para incluir en el ambiente hospitalario una técnica no-ortodoxa y desconocida hasta el momento para sus colegas médicos.

En 1972, Dolores junto con su colega y co-fundadora de la Escuela de Toque Terapéutico, la sanadora Dora van Gelder Kunz, comienzan a difundir un método al que denominaron *Therapeutic Touch*. La mayoría de las experiencias fueron realizadas en el nivel hospitalario, con grupos de control, para comprobar los efectos de esta terapia.

Este método de tratamiento complementario opera sobre el campo de energía que rodea a los seres vivos, y puede acompañar a otros procedimientos médicos tradicionales y alternativos. El conjunto de técnicas que constituyen el método permite al practicante dividir su tarea en dos etapas, comenzando por la "estimación del campo" total, así como de la energía de cada vórtice (chakra) por separado y la organización de las zonas caóticas para conducirlas al equilibrio. No es necesario el contacto físico directo con el receptor del mismo, las maniobras se realizan a varios centímetros de distancia del cuerpo y exigen sensibilidad y destreza. Se considera al Toque Terapéutico un arte, que requiere precisión en los gestos, prolijidad en la aplicación de las técnicas y desarrollo de la intuición por parte del Operador.

Origen del Toque Terapéutico

El Toque Terapéutico deriva de la conocida práctica de la imposición de manos, que pertenece al patrimonio de la cultura humana desde sus orígenes (así lo atestiguan pinturas rupestres de millones de años de antigüedad). En la actualidad, la ciencia comienza a aceptar la idea de la existencia de una energía sutil que sustenta la vida de todos los organismos.

El concepto de Energía Vital Universal está asociado a la teoría de los campos de fuerza estudiados por la Física y la mecánica cuántica. La gravedad es un campo que existe en todo el espacio, sin embargo, se ha podido verificar con aparatos de medición que dicho campo es mucho más intenso alrededor de los planetas y los cuerpos celestes.

La Energía Vital Universal también es un *campo de fuerza, que se propaga en el espacio*. Todo lo que tiene vida comparte un campo generalizado de Energía Vital, al igual que todos los objetos en el espacio se encuentran sujetos a las leyes de la gravedad.

En el estado de salud, la energía circula libremente alimentando todos los tejidos que componen los sistemas orgánicos. En el estado de enfermedad, la energía se bloquea, se transforma o se agota.

El practicante del Toque Terapéutico aprende a sintonizarse con el receptor de su terapia a través de la Intención Consciente y orienta la Energía Vital Universal hacia la persona que lo necesita, con el objetivo de aumentar su vitalidad. La propia energía del practicante no se agota pues *se ha capacitado para captar la energía del ambiente y hacer fluir su propia energía en forma consciente.*

No es imprescindible que exista el contacto físico directo con el Receptor dado que el campo de energía envuelve al cuerpo material (órganos, músculos, estructura ósea y piel) y se extiende varios centímetros a su alrededor. Se toma contacto a una distancia de entre cinco y diez centímetros del cuerpo, excepto en situaciones especiales.

El Operador en Toque Terapéutico acompaña al tratamiento médico

El Toque Terapéutico es un complemento de los procedimientos médicos y de los preparativos quirúrgicos, no un sustituto de ellos. Esta técnica exige, por parte del Operador que la aplica, un desarrollo de la sensibilidad (sensopercepción) y destreza en el movimiento de las manos y las muñecas.

La precisión en los gestos terapéuticos es muy importante, se practican movimientos con las manos y con las yemas de los dedos, lo que requiere cierta prolijidad en su aplicación y conservar el equilibrio entre el intelecto y la intuición.

Los efectos del Toque Terapéutico son totalmente independientes de las creencias de quien lo recibe, es suficiente que la persona destinataria del tratamiento se relaje durante unos minutos, mientras el Operador se ocupa de su campo de energía. En el caso de dolores agudos, resfríos, contracturas leves, vasos sanguíneos dilatados y otros, es posible afirmar que los efectos son inmediatos y comprobados por el Receptor. Cuando se trata de dolencias crónicas, es posible obtener un cierto alivio pasajero, pero la evolución favorable puede tardar varias sesiones.

El Operador en Toque Terapéutico puede ocuparse de muchos tipos de dolencias físicas, no obstante ello, también le explica al Receptor, que si no está dispuesto a modificar los aspectos mentales y emocionales que lo condujeron a la enfermedad, tendrá sólo un alivio temporal de los síntomas.

Los esquemas de pensamiento y los recuerdos grabados en el inconsciente afectan al paciente, la función del Operador en Toque Terapéutico es ayudar al Receptor a lograr un estado de relajación y entrega que lo ubique en el presente para minimizar los efectos de sus ataduras a las experiencias negativas de un pasado doloroso.

Sistema neurovegetativo
y Toque Terapéutico

El sistema neurovegetativo simpático actúa en forma mecánica, sin recibir la orden del sistema consciente. Es el encargado de mantener la vida orgánica. Por el método del Tecnecio 99 (material radiactivo) se pudo comprobar que cualquier cambio del medio interno, se refleja en los puntos correspondientes de los meridianos y que éstos son los indicadores sensibles de patologías en curso.

Las técnicas aplicadas en Toque Terapéutico producen efectos sobre el sistema simpático, resultando de gran ayuda en los problemas de conducta, en los conflictos y estados emocionales que se reflejan en las fibras nerviosas eferentes, las fibras del sistema víscerocutáneo simpático. Los nervios eferentes son los encargados de llevar la respuesta de la reacción fisiológica o respuesta, al estímulo.

Los desórdenes en la energía
pueden ser "estimados por tacto"

Las anomalías del sistema orgánico, ya presentes o próximas a desencadenarse, muestran señales que son detectadas en los canales energéticos, facilitando la detección temprana de una afección orgánica antes de sufrir el deterioro físico correspondiente.

La comunicación entre el cuerpo material de un ser humano y su campo bioeléctrico o biocampo (campo de energía) se efectúa por medio de las neuronas (células que componen el tejido nervioso). El Operador en Toque Terapéutico recibe entrenamiento especial para diferenciar, por medio del tacto, distintas manifestaciones de la energía nerviosa que se plasman en el campo de energía.

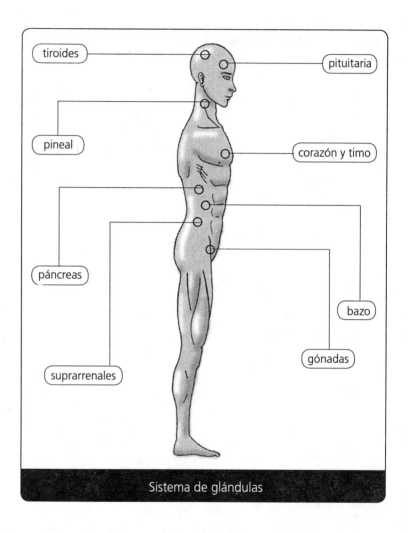

Sistema de glándulas

Investigaciones del proceso terapéutico

Cuando una persona puede aquietar su proceso de pensamiento, relajarse y alcanzar un nivel de ondas cerebrales más lento (ondas al- pha) que el que tiene en su vida cotidiana (ondas beta), se produce un ajuste de sus campos de energía. Por tal razón, percibe un aumento generalizado de su bioenergía. Dicho aumento de energía personal y el ordenamiento de las partículas eléctricas que componen su biocampo, conducen a la ampliación del campo de conciencia, influyendo sobre su sistema inmunológico. Se han llevado a cabo mediciones a las personas en estado de meditación; se han tomado pruebas a los sanadores más renombrados en el momento en que practicaban la imposición de manos, con los *siguientes resultados*:

• El Operador tuvo una caída en la coherencia interhemisférica entre el lóbulo frontal hacia el occipital y un aumento del ritmo cardíaco, así como de la conductividad en la piel, en tanto que el Receptor tuvo una caída en las ondas "beta" de la región frontal y una caída en la conducción eléctrica en la piel.
• El Receptor mostró una fuerte tendencia hacia la coherencia de la banda "alpha" interhemisférica parietal.
• Los cambios fisiológicos en el Operador mostraron excitación neuronal, y en el Receptor se comprobó un estado de relajación profunda.

Otros resultados obtenidos por investigaciones realizadas con la cámara Kirlian, han permitido asegurar que se produce un contacto entre los aspectos materiales del cuerpo y el campo de energía de la persona, el cual canaliza su energía por los sectores eferentes, produciendo el aporte necesario. Cuando el campo bioeléctrico excita más átomos del organismo, emitiendo más fotones desde las zonas donde se moviliza más activamente la energía (manos, chakras), se aprecia mayor cantidad de líneas luminosas en la placa fotográfica. Este fenómeno se presenta al enviar conscientemente mayor cantidad de energía hacia las zonas mencionadas.

La integración: una vía hacia la salud física y mental

Sanar, en términos del Toque Terapéutico, se refiere a la tendencia integradora, tratándose de un proceso que conduce al equilibrio de la energía de una persona, considerada como un todo.

En la práctica del Toque Terapéutico, el Operador se prepara previamente realizando un ejercicio de conexión con la Intención Consciente y sintonizando uno de sus centros de energía situado en el centro del pecho, para conducir luego la Energía Vital que ha captado del ambiente, a través de sus manos hacia el campo de energía del Receptor.

El cuerpo, la mente y el espíritu son en esencia una misma energía organizadora, que es captada en diferentes frecuencias, dado que el ser humano es un sistema energético complejo y multidimensional. El estado de salud requiere de un equilibrio entre estas dimensiones de la energía, sumado al intercambio armonioso entre la persona y el medio. La compasión, virtud que se desarrolla en los Operadores eficaces, conduce a establecer una interacción con los campos de energía del paciente, siendo imprescindible que el profesional se mantenga en su propio eje de conciencia. *El Operador necesita conservar el sentido de sí mismo para evitar absorber el dolor de la persona receptora del tratamiento.*

Pasos del Tratamiento

CAPÍTULO IX

"Todo fluye y refluye, todo tiene sus
períodos de avance y retroceso, todo
asciende y desciende, todo se mueve como
un péndulo; la medida de su movimiento
hacia la derecha es la misma que la de su
movimiento hacia la izquierda; el ritmo es la
compensación".

El Kybalión

El tratamiento donde se aplica el Toque Terapéutico es una experiencia de participación en conexión con la humanidad y con el significado de la vida. El Receptor se siente parte de la experiencia y su tratamiento es enfocado hacia el auto-descubrimiento.

Debido a que las funciones de autorregulación del organismo humano se realizan a nivel del encéfalo, por debajo de su corteza, *el Receptor percibe en la región de la cabeza ciertas sensaciones a modo de agujetas o intenso calor*; se trata de impulsos bio-eléctricos transmitidos desde el campo vibratorio del Operador por aplicación de sus manos. Algunas personas han manifestado percibir en la zona frontal una corriente similar a la eléctrica, un "cosquilleo" agradable.

Es frecuente que el Receptor experimente un estado de somnolencia durante las sesiones, cierta pesadez en los ojos y la relajación general de los músculos. Algunas personas se sorprenden al comprobar que las manos del Operador no se encuentran directamente apoyadas sobre su cuerpo, sino a una distancia de varios centímetros. Las personas más sensibles captan ciertos impulsos que describen como electricidad en su propio cuerpo, tal como si una corriente lo estuviera atravesando. En ocasiones, refieren percibir sensaciones de calor o de electricidad, en forma simultánea, en distintos sectores de su cuerpo. De esto surge la pregunta que muchos receptores se hacen: ¿cómo es posible que un Operador en Toque Terapéutico tenga sus manos cerca de la cabeza y el Receptor sienta los impulsos en sus piernas, su cavidad gástrica u otras zonas alejadas? Las respuestas son diversas y exceden el marco de este libro.

Pasos iniciales

Es muy difícil establecer una serie de pasos que compongan un trabajo lineal, pues no se trata de una tarea "en serie". Cuando nos referimos al Toque Terapéutico, se produce una "simultaneidad" en el proceso terapéutico.

El paso inicial es la búsqueda del centro de conciencia individual por parte del Operador, no obstante ello, se vuelve a buscar el "centro" nuevamente varias veces a lo largo de una misma sesión.

Diferencia entre estimación y diagnóstico

El ser humano es una entidad material que procesa diversas clases de energía del medio ambiente. Toda obstrucción de la energía dentro del organismo es contraria al estado de salud. El Toque Terapéutico se ocupa del tratamiento de las obstrucciones y deficiencias del campo de energía de los seres vivos.

Se utilizan *técnicas de estimación* de dicho campo, así como en la práctica médica se utilizan técnicas de diagnóstico. Este último término alude a la clasificación de síntomas que atañen al cuerpo material y que guiarán al profesional de la medicina para indicar el tratamiento adecuado.

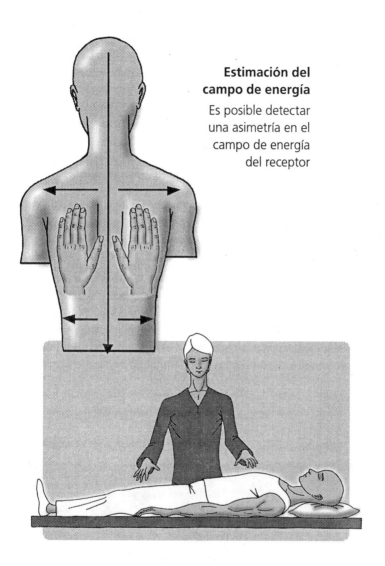

Estimación del campo de energía

Es posible detectar una asimetría en el campo de energía del receptor

Estimación boca arriba en camilla

El operador desliza lentamente sus manos detectando el campo de energía del receptor. Se dirige desde la cabeza hacia los pies y desde el centro hacia la periferia

Supuestos básicos en Toque Terapéutico

Un supuesto es una creencia en la que todas las personas que conocen sobre un determinado tema se han puesto de acuerdo. El ejemplo que involucra a todos los seres humanos es que el sol volverá a brillar al día siguiente. A continuación enumeramos algunos supuestos en Toque Terapéutico:

- El ser humano es un sistema abierto de energía.
- El sistema humano tiene dos lados.
- El cuerpo humano es simétrico (en relación a la estimación del campo de energía).
- La enfermedad se presenta como resultado de un desequilibrio de la energía.
- El flujo de energía que resulta impedido de desplazarse naturalmente, se estanca y da bloqueos como resultado.
- Centrar la conciencia es el punto de comienzo de toda sesión de Toque Terapéutico.
- Centrar la conciencia es el mejor aliado del Operador y le ayuda para organizar su propio campo de energía.
- El principio de los pares de opuestos es utilizado para proceder en el equilibrio de la energía desordenada.

Preparación del Operador antes de comenzar el tratamiento

- Relajación y técnicas respiratorias.
- Concentración en imágenes apacibles de la naturaleza.
- Apertura de la conciencia y olvido de sí mismo.
- Conexión con el campo de energía del paciente.

Secuencia de pasos sugeridos para una sesión

En líneas generales, el siguiente esquema corresponde al protocolo de tratamiento aplicado en una sesión de Toque Terapéutico:

- Estimación de los campos de energía del paciente.
- Proceso de retirar las congestiones de energía.
- Proceso de transmisión de energía en las áreas vacías.
- Equilibrio del flujo de la energía.
- Balance general de cada centro de energía.
- Cierre del campo de energía y de cada uno de los centros.

La Estimación del campo de energía

Para proceder a realizar una correcta estimación, el Operador coloca las manos a una distancia de entre cinco y diez centímetros de distancia del cuerpo del Receptor. A continuación, se detallan las *claves más comunes* que pueden percibir los Operadores entrenados:

- Congestión abierta: calor, densidad, pesadez (aparece en las heridas).
- Bloqueo: frío o sensación de vacío.
- Bloqueo incompleto: fresco, movimiento lento de la energía.
- Deficiencia: tironeo, algo succiona la mano, sensación de agujeros.
- Desequilibrio: prurito, sensación desagradable similar a la estática. Suele percibirse en órganos que funcionan mal.

En ocasiones, los síntomas o el diagnóstico médico no se corresponden con exactitud a la estimación que se obtiene en el campo de energía.

La información obtenida por el tacto

El arte de "escuchar" las señales que emiten los distintos patrones de ordenamiento de la energía forma parte de la etapa de la *estimación del campo bioeléctrico* que rodea al cuerpo material. La clave para realizar una correcta estimación es lograr un estado de concentración mental sostenida y enfocarse en percibir las distintas sensaciones táctiles que surgen al palpar un cuerpo a cinco centímetros de distancia.

La estimación del campo bioeléctrico es un interesante método de detección del estado general de la energía de la persona receptora.

El Operador coloca las manos en forma paralela, tomando como eje la columna vertebral del Receptor, a una distancia de entre cinco y diez centímetros del cuerpo del mismo y procede a realizar el tacto del campo de energía, a un ritmo pausado y constante, sin detenerse.

El Receptor permanece sentado. El Operador comienza la estimación por la parte posterior del cuerpo del Receptor, deslizando sus manos sobre el campo de energía, comenzando por encima de la cabeza y finalizando en la base de la columna vertebral. A continuación, conservando las manos paralelas entre sí, se ocupa de la parte delantera del cuerpo deslizándolas desde la cabeza hasta los pies.

Esta primera estimación le permite al Operador obtener cierta información para luego proceder a practicar la estimación de cada uno de los vórtices de energía, palpando el campo de energía que les corresponde, tanto en la región posterior del cuerpo como en la anterior.

Las sensaciones descriptas por los Operadores han servido para clasificarlas en *cinco claves principales*, que se desarrollan a continuación:

- La congestión libre es percibida como calor, densidad, pesadez y cierta presión ejercida por la estructura atómica del campo (congestión abierta).
- El bloqueo de energía es percibido como frío, falta de vitalidad o un movimiento o sensación de vacío (congestión cerrada).
- La obstrucción parcial se da en el caso de aquietamiento de la energía, arrojando una sensación de fresco y de lentitud en el ritmo (bloqueo incompleto).
- El déficit de energía es percibido como una sensación de tiro-

neo o de absorción por parte de algún sector del campo (deficiencia, carencia).

- El desequilibrio sectorial brinda una sensación de estática, de pulsaciones, de vibraciones manifestadas en forma discontinua.

Ampliando el concepto de las claves para la estimación

Las señales o claves indicadoras en la estimación del campo de energía de los seres vivos pueden diferir de un Operador a otro, pues se trata de claves subjetivas y de sensaciones que resulta difícil describir en términos objetivos adecuados.

Básicamente, los Operadores coinciden en utilizar los siguientes términos para describir sus sensaciones o claves orientadoras:

Congestión suelta: La sensación es *caliente y pegajosa*, parece no desprenderse de la mano del Operador aunque la haya retirado del campo del Receptor. Se trata de una percepción de algo muy denso, algo se siente pesado en la mano y permanece un ratito adherido. Los Operadores suelen coincidir en que han tenido esta experiencia en presencia de una herida o en los procesos infecciosos, úlceras varicosas, eccemas y en general cuando las lesiones abarcan el tejido celular subcutáneo.

Congestión apretada (bloqueo): Si la congestión de energía queda retenida en una región durante varios meses o años, se produce un bloqueo en la misma y se dice que la energía está estancada. Esto puede señalar la presencia de una patología importante que requiere atención médica pues ya se encuentra instalada. Se percibe una franca sensación de frío y algunos Operadores manifiestan que además experimentan una sensación de vacío, de falta de respuesta por parte del campo de energía. Las enfermedades crónicas suelen mostrar este tipo de señal.

Bloqueo incompleto: Es posible que al realizar la estimación de una región, se presenten distintas intensidades de frío, lo cual estaría indicando que en un sector la energía fluye –aunque sea– muy lentamente. La experiencia de los Operadores coincide en que se trata de una *sensación de aire fresco.*

Déficit o carencia (deficiencia): Se percibe como un tironeo desde el campo de energía, tal como si una red invisible pudiese atrapar la mano del Operador. Esta sensación puede coincidir con algunas áreas donde existen *heridas o lesiones epidérmicas*. En ciertas ocasiones se trata de una región que ha sido corregida previamente durante la sesión, con el objeto de disminuir un bloqueo pre-existente y que está requiriendo ser armonizada con energía renovadora.

Desequilibrio o desarmonía: Suele presentarse en regiones donde hay disfunciones orgánicas como una consecuencia de los estados de ansiedad, estrés y cansancio neuronal. Es muy frecuente encontrar esta señal en el área de la cabeza en general y de la región frontal en particular. Se percibe como una sensación de *electricidad estática*, o de un cosquilleo desagradable en las manos del Operador. Algunos practicantes de Toque Terapéutico suelen describir la sensación como pinchazos, agujetas u otros términos similares.

En algunas situaciones, pueden co-existir *varias lecturas* por parte de distintos Operadores que han estimado el campo de un mismo Receptor. Esto se debe a que cada profesional tiene distintas *claves de interpretación*, pero en definitiva, la conclusión a la que arriban es la misma.

Desplazamientos de la energía

La energía del campo que rodea a los seres vivos sufre desequilibrios que se han estudiado siguiendo la evidencia empírica informada por los Operadores en Toque Terapéutico. Dado que los *sistemas vivos tienen dos lados* que deben permanecer en perfecto balance, corregir los desplazamientos de la energía es parte de la tarea del Operador.

Al realizar la estimación del campo de un Receptor, es posible percibir que la energía se ha desplazado mayormente hacia un lateral en detrimento del otro, o que se encuentra acumulada en el sector superior del cuerpo o en el inferior, o una combinación de algunas de estas posibilidades. A continuación, detallamos distintos casos y la posible interpretación de la situación del Receptor en cuestión:

Desplazamiento de la energía hacia el lateral superior derecho: Se produce por actividad mental y física de tipo *compulsivo*. Es posible que el individuo se halle en un estado de estrés, que se traduce en conductas ansiosas y agresivas. También puede estar manifestándose a través de presentaciones fóbicas. El hemisferio cerebral izquierdo controla la actividad del hemicuerpo derecho, en general se trata de un exceso de *actividad analítica* y racional, que se descarga en el cuerpo por no tener otro tipo de salida al mundo externo. Aparece en forma de dolencias unilaterales (dolores y rigidez en el lateral derecho del cuerpo). Suele presentarse en personalidades del tipo "cerebral" y en personas "controladoras", ya sea por su inseguridad interior o por hábitos desarrollados en una profesión que exige un control permanente del entorno.

Los estimulantes, tales como la nicotina, la cafeína y otros factores químicos del estrés, pueden inclinar aún más la tendencia al desplazamiento lateral derecho de la energía. De este modo, aumentará la actividad cerebral hasta puntos de difícil control y es posible que la persona padezca *estados de insomnio y agotamiento nervioso*.

La energía desplazada hacia el lateral superior derecho

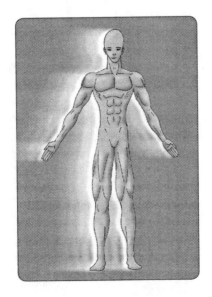

Desplazamiento de energía hacia la derecha, debajo del ombligo: Es posible que la presentación de tal estado corresponda con el trastorno de conducta de tipo "paranoide", el individuo tiene dificultad para confiar en los otros, para entregarse en los afectos y para aceptar el devenir de la vida. La inestabilidad psicológica generada por esta distribución de la energía puede conducir al desequilibrio en las glándulas endocrinas y puede ser la base para una posible *depresión endógena*. La ingesta indiscriminada de fármacos, tales como los antidepresivos y la quimioterapia, puede estar impidiendo el alineamiento adecuado de la energía, a pesar de estar recibiendo un tratamiento de corrección del campo energético. En estos casos conviene insistir con las sesiones frecuentes, especialmente mientras la persona esté bajo el efecto de los mencionados fármacos.

Desplazamiento de la energía hacia el lateral superior izquierdo: Se manifiesta como *fantasías descontroladas*, tendencia a vivir en un mundo de ilusiones que nunca se concretan y a tener algunas alucinaciones, es posible que la melancolía esté nublando la capacidad intelectual de la persona.

La energía desplazada hacia el lateral superior izquierdo

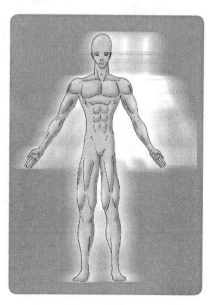

Aparece una tendencia a vivir en el mundo de los sueños o en un pasado remoto idealizado. En los casos de autismo, en los estados de coma y en los distintos tipos de demencia senil, se han detectado esta clase de desplazamientos. Es conveniente que el tratamiento médico o la psicoterapia se acompañen de sesiones de armonización del campo de energía.

Desplazamiento de energía hacia la parte superior de la cabeza: Se presenta como un *exceso de energía mental* y se manifiesta en las personas que tienen muchas ideas creativas y proyectos importantes, y no obstante ello, les resulta *imposible plasmar dichos pensamientos* hasta transformarlos en acciones concretas. Cuando el exceso se encuentra situado en el hemicuerpo derecho (el cual corresponde al hemisferio cerebral izquierdo), puede aparecer una tendencia a lo maníaco, a los estados de pánico, de ansiedad y de cólera.

La energía en la parte superior de la cabeza

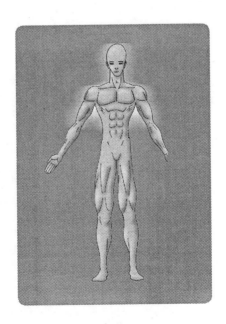

Desplazamiento de la energía hacia el sector superior izquierdo: Cierta tendencia a la *apatía*, a la *desilusión* fácil, a las *fantasías irrealizables* y a la aceptación de influencias indeseables de distinto tipo. Predispone al individuo a los estados de *delirio* (de persecución, místico), a cierta tendencia a la demencia y, en el caso de accidentes, a un aumento de la tendencia a los estados de coma.

Desplazamiento de la energía hacia el sector superior derecho: Aumenta la tendencia a la *neurosis*, la fatiga crónica y la depresión. Puede presentarse en los individuos pertenecientes al grupo clasificado como de temperamento nervioso, con tendencia a controlar sus emociones y reprimir sus sentimientos.

Desplazamiento de energía hacia la parte inferior del cuerpo: Ésta es una situación que se aprecia pocas veces en el consultorio. En general se trata de personas que están hospitalizadas y que presentan sectores difusos de emisión de la energía. El individuo se encuentra totalmente "vaciado" de ésta, siente el máximo agotamiento físico y mental. Puede encontrarse en la fase terminal de una enfermedad. Su conexión hacia los centros nerviosos altos se encuentra bloqueada.

La energía
se encuentra
acumulada en la
parte inferior

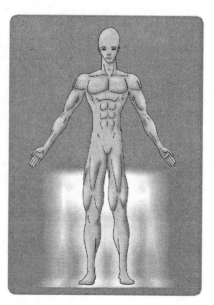

Exceso de energía situado en el sector inferior derecho:
Se presentará como estado de hiperactividad física. La persona no puede estar quieta, necesita moverse pero no logra concretar o coordinar sus acciones, careciendo de orden mental.

Exceso de energía situado en el sector inferior izquierdo:
La persona afectada manifiesta cierta pereza e incluso dificultad para moverse con gracia, tiene tendencia a permanecer en estados de letargo e inmovilidad y es posible que se encuentre "desmotivada".

La Estimación precede al tratamiento

Una vez finalizada la estimación del campo de energía, el Operador comienza la sesión, que puede realizarse en una camilla o en la posición de sentado. Ambas posiciones son recomendadas y se decide cuál es mejor de acuerdo al paciente, el tipo de tratamiento requerido y la situación general (paciente en silla de ruedas, paciente con problemas cardíacos, con dificultades para permanecer una hora sobre una camilla, paciente con síndrome lumbar agudo, etc).

En caso de que sea posible, es muy reconfortante para el Receptor recibir un suave masaje en la región de los hombros. Puede ser de gran ayuda para descongestionar el flujo general de la energía obstruida, practicar un masaje en la región del maléolo interno y en la planta de los pies.

Luego de estos preparativos, se aplican las técnicas que correspondan, de acuerdo a la información obtenida por vías de la estimación.

Cuidados del Operador
al finalizar la sesión

Al comenzar una sesión de tratamiento sobre el campo de energía, el Operador debe tomar ciertas precauciones para su propio cuidado y el del Receptor. A su vez, al finalizar, es conveniente practicar un ejercicio para soltar la situación y poner un límite saludable entre ambos. Por ejemplo, el Operador se retira de la sala donde ha practicado la sesión con el objeto de lavarse las manos, pudiendo beber un vaso de agua y hacer un ejercicio mental evocando la imagen de una cascada que cae sobre su cabeza y hombros, hasta alcanzar los pies.

¿Qué hace la diferencia en un vínculo terapéutico?

El alcance de la relación entre el Operador y el Receptor en una sesión de Toque Terapéutico sugiere que hay mucho más en este proceso. Se trata de algo más que corrientes de energía que penetran la biosfera, son recicladas y luego fluyen en forma de mareas bioquímicas diseñadas por el campo electromagnético que las contiene. Este escenario biofísico sería estéril si no pudiéramos vincularlo con lo inteligente y lo consciente.

A pesar de que en nuestra cultura resulta difícil reconocer lo supra-racional, podríamos afirmar que es *el estado de concentración mental unido al sentimiento compasivo* de ayudar a otros, el que permite abrir los más sutiles impulsos de la conciencia individual. Estos impulsos se presentan como ideas nuevas, acciones nuevas, que fluyen como conocimiento desde los recuerdos archivados en el inconsciente colectivo y confluyen con intuiciones inexplicables.

Se produce así un nuevo "diseño" que se ajustará a las necesidades particulares del Receptor. Debido a la importancia de la Intención Consciente, el Toque Terapéutico se convierte en un acto transpersonal. A medida que el Operador permite que la vida interior interactúe con la vida exterior, dicho encuentro es generado por una "chispa" de su propia conciencia.

El desafío individual para un profesional que practique el Toque Terapéutico es poder conducir una vida personal que se encuentre libre de "interferencias", y de este modo evitar que las propias debilidades del carácter interfieran en esta tarea de formar parte de la red de contención para el sostén y crecimiento de otros seres humanos.

El receptor está sentado en un banco mientras el Operador realiza la aplicación de energía con sus manos

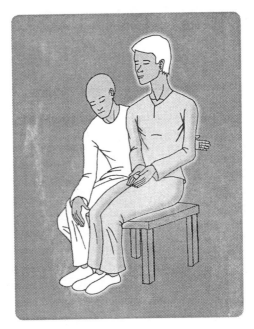

Desarrollo
de las sesiones

"Yo soy el Creador de la fruta que llevas a
tus labios, Paz para aquel que se encuentra
lejos y también para aquel que está cerca,
dijo el Señor, y Yo lo sanaré".

Isaías 57;19

En una sesión de Toque Terapéutico, el Receptor alcanza niveles
profundos de autoexploración. Los conflictos sin resolver y los recuerdos reprimidos surgen del inconsciente, para convertirse en una
experiencia integradora.

La Intención Consciente
como factor determinante

El Operador de Toque Terapéutico ayuda al Receptor a encontrar
su propio centro. El proceso de equilibrar la energía implica ciertos
movimientos de la misma y cambios en su distribución. Podríamos
establecer una analogía en el campo de la Física, pues allí se ha establecido que es el campo no físico que rodea al objeto el encargado de transportar la carga de electrones y que la transferencia de
los electrones entre objetos se produce aunque éstos no entren en
contacto directo. Esto se debe a que *los electrones que se en-*

cuentran en la órbita externa, en el nivel molecular, forman una estructura muy plástica, pueden ser movilizados fácilmente y transportan su carga eléctrica al trasladarse en el espacio, *sin necesidad de un puente material*. Lo mismo puede decirse que sucede en el caso de la sinapsis, en la cual también se trata de un espacio vacío, en el interior del organismo vivo y es algo similar a lo que ocurre durante la transferencia de campos de energía entre el Operador y el Receptor. Lo que imprime la fuerza a dicha transferencia es la Intención Consciente del Operador, esto implica que el Operador habrá de extremar los cuidados con referencia a su nivel de conciencia y a su nivel de objetividad.

La *Intención Consciente* puede ser una muy poderosa herramienta para modelar la realidad interna o externa. Su mecanismo de acción es dable por la intervención del aparato psíquico, unido a otros procesos relacionados con el funcionamiento de los sistemas nervioso, hormonal e inmunitario, en combinación con aspectos interactivos propios de los campos de energía.

La Intención Consciente sostenida aporta energía amorosa y conciencia espiritual al vínculo terapéutico. En la terapia psicológica, el profesional se esfuerza por entender los conflictos emocionales y a continuación procesar las emociones liberadas, para poder contener al paciente.

En la terapia de energía sutil, el Receptor libera emociones y el Operador no se ocupa de procesarlas sino de orientar al Receptor por medio de imágenes simbólicas universales, con las que pueda *crear su propia nueva biografía*. Al encontrarse en un estado de equilibrio interior, el Receptor va desarrollando aspectos del potencial humano, tales como el amor, el perdón, la tolerancia y la aceptación. El Receptor se encuentra en un *estado de relajación profunda* donde interviene su propio hemisferio cerebral derecho, sede de la imaginación, lo cual lo habilita para reemplazar las vivencias dolorosas que hayan surgido por otras situaciones agradables. Esta terapia no requiere indagar por qué lloraba el Receptor ni analizar qué imágenes cruzaron por su mente mientras lo hacía. El Operador en Toque Terapéutico puede ayudar al Receptor a soltar antiguas heridas rápidamente, la psicoterapia puede ayudar a esa persona a integrar, luego, nuevas formas para conducir la propia vida.

La Intención Consciente se relaciona con la actitud y la "presencia" (en latín, *praesentia*), que remite a los vocablos "ser" y "antes". Está relacionada con "esencia", se refiere a la naturaleza humana como previa y, por lo tanto, alude al sentido de eternidad. Cuando el Operador en Toque Terapéutico está realmente "presente" con el Receptor, le está extendiendo una "mano auxiliadora" y allí comienza el proceso curativo.

El poder de la presencia es delicado y sutil, y contribuye a *expandirse más allá de los confines del cuerpo y el dolor*, hacia otras dimensiones de la conciencia.

Un noble corazón es el comienzo de la eficacia sanadora

La *vulnerabilidad* del Terapeuta se puede convertir en una verdadera fortaleza de amor. Casi todos admitimos que es imposible pasar por este planeta sin experimentar el dolor emocional. Sin embargo, es justamente allí, en el centro de su experiencia dolorosa, que el operador en Toque Terapéutico puede encontrar el coraje para ayudar a los demás.

Quien verdaderamente ha sufrido, quien se pudo reconciliar con el dolor que habita su alma, está capacitado para aceptar a otros, sin juzgar, sin asombrarse de sus múltiples errores. En la experiencia envolvente que surge del encuentro de dos almas, se produce la transformación interior que propicia *el camino de vuelta a la salud* de aquel que recibe la terapia de Toque Terapéutico.

El noble corazón es un corazón dolorido, la compasión surgirá para acompañar al otro en este paso hacia su nuevo estado de salud. El sentimiento de "amistad ilimitada" habita en el interior de cada ser humano y es posible desarrollarlo, especialmente en el caso de personas que han experimentado la profundidad del dolor en su propia vida. El coraje surgirá si logramos abrazar el dolor de la propia experiencia.

La vulnerabilidad es un maravilloso recurso espiritual para atravesar las dificultades de la vida. El noble corazón es el que se abre tanto al dolor como al placer, pudiendo aceptar que se trata de dos compañeros inseparables en este mundo regido por los pares de opuestos.

La bondad esencial, la gratitud y la compasión son atributos que pueden diluir la tiranía del materialismo. Esta última incluye un sentimiento de ternura hacia otro ser que está atravesando un padecimiento.

La idea de que somos una parte de todo y de todos, debería ser la fuente fundamental de consuelo y celebración. Puede causar mucho temor pensar en la infinitud del ser universal, sin tiempo ni espacio. Pero actualmente estamos en camino de conocer que el ser no está "allí ni aquí" ni en sitios localizables. La Física moderna está proponiendo que *existen fenómenos "no localizados"*, lo que equivale a decir que el ser no puede ser localizado y no obstante ello, el ser se encuentra en todas partes y en todo lo que existe.

La compasión aumenta la efectividad del Operador

Pasión es la acción de padecer. Aquel que amorosamente compadece está acompañando en el padecer.

La palabra compasión suele confundirse con lástima, una emoción que coloca al otro en un estado de inferioridad. Lejos de ello, la compasión verdadera es un sentimiento totalmente distinto. *Ser compasivo es acompañar sin juzgar, aceptar al otro en su miseria*, y se relaciona con la misericordia, una palabra formada por dos vocablos de origen latino: *misere*, la piedad, y *cordis*, el corazón.

El ser humano necesita básicamente la compañía de otros seres humanos, le hace tanta falta como obtener la seguridad que representa el alimento diario en cada día y el techo seguro en cada noche. La compasión es considerada como el más "humano" de los rasgos que caracterizan al "ser humano", esta "humanización de la energía" que caracteriza a los vínculos, es la que nutre la capacidad de desarrollo de dotes sanadoras en la mano humana.

Si la motivación subyacente y primera del Operador en Toque Terapéutico estuviese alejada de la compasión, su acción sobre el Receptor estaría *teñida con los vicios que comportan los juegos de poder*, lo que distorsiona la verdadera práctica de la sanación transpersonal. La naturaleza dinámica de la compasión permite acceder a mayor profundidad en la propia conciencia del Operador y hace surgir la maravilla del acto de comunión entre el Operador y el Receptor. La fuerza irresistible que proyecta la compasión es la que hace posible que se produzca el salto cuántico decisivo que marca la diferencia entre el estado de vitalidad y el debilitante estado de enfermedad. La fuerza integradora de la compasión prepara el camino para que las radiaciones sutiles que envuelven a todas las formas de vida pasen desde el Operador al Receptor. Este proceso, este pasaje de la energía sanadora a través de una membrana invisible, permanece aún sin develar. Sólo disponemos de aproximaciones teóricas y experiencias subjetivas diversas que confirman *la eficacia innegable del pasaje de la energía vital vigorizante que se traslada desde el Operador al Receptor*, pero aún el misterio continúa.

El principio del ritmo

Los átomos, las moléculas y todas las partículas que constituyen la materia oscilan en torno de la trayectoria inherente a su clase. Los seres vivos están sujetos a los ritmos naturales, conscientes o inconscientes, los cuales deberá respetar y saber utilizar, tal como el descanso y la actividad. El ritmo puede neutralizarse mediante el arte de la polarización.

Los estados emocionales y mentales pueden elevar y alternativamente hacer descender el nivel de energía en las personas. El mantenimiento de un equilibrio consciente puede evitar que una persona se deje arrastrar por dichas mareas internas. La terapia de Toque Terapéutico contribuye a neutralizar estas oscilaciones pues su objetivo es conducir al estado de serenidad. *Los estados emocionales cambiantes, a los que comúnmente se clasifica con el nombre de ciclotimia,* cuya particularidad es la de perturbar las relaciones que un individuo mantiene consigo mismo y con el medio, son aparentemente inexplicables para la rígida razón y suelen desorientar a los profesionales que se ocupan de dichos casos, quienes atribuyen estas presentaciones a diversas causas, que varían entre desajustes de la química cerebral hasta histrionismos adecuadamente orquestados, pasando por otras explicaciones de origen orgánico. Sin embargo, estos estados siguen atormentando a quien los padece, sin conocer que se trata de un trastorno relacionado con el equilibrio de su energía bioeléctrica.

¿Qué aporta el Toque Terapéutico en problemas de salud?

El Operador en Toque Terapéutico se ocupa en forma global y como parte de su habilidad terapéutica, de estabilizar el estado emocional del Receptor. La explicación se relaciona con los efectos que esta terapia produce sobre el diencéfalo, la parte central del cerebro anterior, donde se encuentran numerosos centros de la vida vegetativa. Es posible disminuir paulatinamente los estados de ansiedad, la neurosis y el insomnio. La dispersión mental y otros fenómenos asociados a los estados antes nombrados, también serán controlados.

Dado que las tensiones musculares van cediendo hasta alcanzar un estado de *equilibrio entre los sistemas simpático y parasimpático*, también se verificará un aumento de la irrigación sanguínea, y los tejidos estarán en condiciones de recuperar sus capacidades perdidas. Por efecto de varias sesiones donde se alcanza una relajación de inusitada profundidad, se produce una *reducción del nivel de adrenalina en la sangre*, de forma tal que el metabolismo se irá estabilizando en beneficio de las funciones endocrinas en general.

Los estados de cansancio crónico y otros síndromes relacionados con el sistema inmunitario, comienzan a ceder. El fortalecimiento del sistema inmunológico permite la prevención en salud y asegura mayor protección ante la enfermedad.

Los procesos inflamatorios agudos y los estados alérgicos suelen estar directamente relacionados con *estados emocionales de alto voltaje*. Un tratamiento donde se consigue aquietar las ondas cerebrales, es una buena opción.

Los sistemas orgánicos
más receptivos al Toque Terapéutico

El sistema francamente más sensible es el sistema nervioso autónomo (SNA), seguido por el sistema linfático, el circulatorio, el genitourinario y el músculo-esquelético. El sistema endocrino suele responder más lentamente a los tratamientos.

Se ha podido comprobar que, para mantenerse sano, el cuerpo humano puede funcionar aún con dos tercios menos de cada riñón y aunque haya perdido gran parte del tejido adrenal. Las funciones orgánicas se realizan correctamente aún si se dispone sólo de un quinto de la glándula tiroides en funcionamiento, así como un quinto del páncreas para segregar insulina y la cuarta parte del hígado para realizar las funciones de filtrado que le corresponden.

También es posible mantener el estado de equilibrio, la homeóstasis, habiendo perdido más de la mitad del intestino delgado y conservando apenas una parte del intestino grueso. Además, en los estudios realizados por Canon (1932), se puntualiza que tanto los niveles naturales de azúcar como los de calcio, la presión sistólica y la capacidad pulmonar superan ampliamente las necesidades básicas para mantener la salud.

Es posible afirmar que los esfuerzos para mantenerse sanos serían mínimos, y que los organismos vivos disponen de un conjunto de aliados internos que protegen al cuerpo y combaten las enfermedades en forma natural. Podemos mencionar al sistema inmunitario, que se ocupa de reconocer las invasiones de elementos extraños y deshacerse de ellos. La región del abdomen tiene una gran capacidad de respuesta en la supervivencia y en la actualidad se están estudiando algunas de sus funciones menos conocidas, por las que se le considera como una especie de segundo cerebro.

El sistema nervioso autónomo reacciona protegiendo la integridad física, en los casos de accidentes, estados de "shock" y de estrés. Muchas de sus reacciones están fuertemente ligadas al instinto de supervivencia, que actúa en un nivel inconsciente.

La glándula tiroides contribuye a mantener el cuerpo, por medio de su intervención en el equilibrio metabólico, particularmente en el proceso que refuerza la sanación de las heridas.

Las cápsulas suprarrenales son esenciales para la vida, estas glándulas pequeñas en tamaño pero muy importantes en las funciones de relación y se hallan ubicadas por encima de los riñones, dando fácil acceso para abordar su particular campo bioeléctrico.

Dentro de la estructura cerebral, se encuentran aliados invalorables para mantener el bienestar general. Es posible mencionar los cuerpos talámicos, uno en cada hemisferio cerebral, que cumplen la función de estaciones de selección de los datos sensoriales ingresados; filtran los estímulos ingresados para evitar el exceso de excitación que podría quebrar la dinámica corporal.

El sistema límbico se ocupa de filtrar la sobrecarga de estímulos emocionales. El tratamiento donde se aplica el Toque Terapéutico permite al Receptor la retirada de la conciencia en caso de situaciones intolerables y sirve como puerta de acceso al santuario interno (paz interior), en tiempos de prueba.

Para completar, diremos que el organismo vivo dispone de tejidos que despliegan una gran capacidad de regeneración, tales como el tejido óseo, el hígado y la piel, lo que permite que *al ordenar el caos que rodea al cuerpo material*, los procesos naturales de reparación se organicen mejor, optimizando los tiempos que necesitan para su labor.

El ser humano es una compleja red de energías interdependientes, inmerso en una energía neutral universal. Cuando la energía individual está obstruida o en desorden, la enfermedad aparece, afectando al individuo y al entorno.

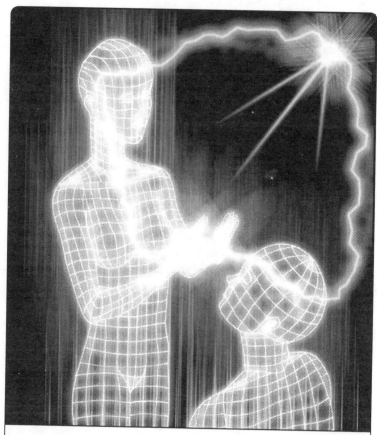

El Operador y el Receptor en armonía con el campo de
Energía Universal

Camino de vuelta a la salud

CAPÍTULO XI

"El hombre virtuoso es el que tiene energía
para cumplir con sus deberes".

(Platón)

Conducir a una persona al estado de integración requiere considerar distintos abordajes terapéuticos, en el aspecto físico (atención médica), en el aspecto psíquico (atención psicológica) y para corregir el caos que lo sumió en la desintegración, hace falta *prestar atención a su campo bioeléctrico*. Un Operador que trabaje sobre el campo de energía de la persona en cuestión, habrá de conocer la ubicación de los plexos nerviosos ubicados en la parte posterior del cuerpo del Receptor y la relación que existe entre dichos plexos, los vórtices de energía y los efectos ejercidos sobre *los nervios que conducen energía a los órganos de las cavidades anteriores del cuerpo*.

El campo energético humano

El Universo es energía y de ella provienen todas las formas y sustancias que llamamos *la* realidad. Desde el punto de vista de las terapias de Energía, se considera que *los estados de ánimo corresponden a la variación de las bandas de frecuencia.* Al incorporar frecuencias más elevadas, tales como la gratitud, la integridad, la alegría, la confianza; un ser humano está armonizando, sintonizando con la Energía Universal. Según las tradiciones de la India, el campo energético humano puede tener distintas medidas y puede aumentar según el adelanto en la conciencia del individuo.

Los filósofos orientales enseñan que este campo de energía –al cual denominan con el término "aura"–, tiene forma ovalada, con su parte más ancha cerca de la cabeza y la más estrecha en la zona de los pies. Las distintas capas del aura están compenetradas entre sí y con el cuerpo material. Aprender a "estimar" correctamente el campo bioeléctrico de las personas receptoras es una parte importante en el trabajo del Operador en Toque Terapéutico, así como también es necesario cuidar, ordenar y aumentar su propio biocampo diariamente.

Las estaciones del año, los ciclos vitales, el tiempo atmosférico, las situaciones que afectan el ánimo, tienen influencia sobre el estado del campo energético humano. *Un campo de energía es una zona de absorción,* que recoge las vibraciones del ambiente, las radiaciones del sol, la luna, la energía de las plantas, de los animales, de las piedras y de las personas con quienes toma contacto.

La influencia recibida desde el campo de energía de otra persona se evidencia en el efecto relajante o irritante que puede percibirse, las personas cuyo campo de energía está equilibrado *serán buscadas por otras cuyo campo esté desvitalizado.*

Cada individuo tiene su propia longitud de onda, relacionada con su estado de conciencia. Las afinidades o simpatías entre las personas se dan mayormente al encontrarse sus *longitudes de onda afines.*

Es posible promover el estado de salud natural del cuerpo material y fortalecer la estructura energética de una persona mediante el reordenamiento de su campo de energía (biocampo). En el proceso de ordenarla, se produce un movimiento de la energía en todo el cuerpo que busca los canales adecuados para circular.

Los *impulsos bioeléctricos emitidos por las manos del Operador* desbloquean la energía que estaba incorrectamente distribuida. La adecuada circulación de la energía conduce al estado de salud.

Varias técnicas aplicadas en una sesión

Aplicar las técnicas de exploración del estado de la energía general y de los trayectos de los canales de distribución de la misma, conocer la anatomía y fisiología del sistema nervioso y estar capacitado para realizar la práctica de sutiles maniobras terapéuticas, son *requisitos indispensables* para ser Operador en Toque Terapéutico.

Dado que cada persona es única y especial y que el cuerpo es mucho más complejo que la suma de sus partes, es posible que una práctica efectiva en un sistema humano pueda no serlo en otro. Las técnicas empleadas por la Escuela de Toque Terapéutico están dirigidas a producir el máximo nivel de salud y bienestar personal.

Una vez finalizada la estimación, es importante eliminar las obstrucciones de la energía, habiendo realizado previamente el acondicionamiento del campo bioeléctrico. Luego se procede a despejar los canales correspondientes para promover la circulación equilibrada de la misma.

En el Instituto de Formación Profesional en Terapias de Energía Círculo Azul se han agregado a las técnicas originales del Toque Terapéutico, algunas de ellas provenientes de otras escuelas de terapia de campos de energía. Entre ellas hemos tomado, de algunas escuelas orientales, la práctica de suaves maniobras sobre los músculos para-vertebrales. Se trata de un método de aplicación de bioenergía emitida por las yemas de los dedos, que consiste en realizar mínimos toques que van recorriendo lentamente la cadena de ganglios linfáticos. Con este sistema, se comienza a influir sobre el sistema nervioso central, con el objeto de *recuperar el centro de gravedad del cuerpo*. Éste se ecuentra localizado a la altura de la región lumbosacra (todos los objetos tienen su propio centro de gravedad, que se encuentra relacionado con la atracción gravitacional de la Tierra).

Cuando el caso lo requiere, el Operador en Toque Terapéutico Transpersonal se ocupa de aflojar las "cuñas emocionales" (traumatismos emocionales que han quedado encajados entre los discos vertebrales) y que se encuentran alojados en forma de tensiones. Éste efectúa presiones leves que aplica con la palma de la mano con el objeto de mejorar la comunicación de energía en todo el sistema orgánico.

Los vórtices de energía, aliados del Operador

"La columna vertebral es el eje de la vida", esta frase se ha utilizado con frecuencia en las últimas décadas en Occidente, coincidiendo plenamente con los postulados orientales de mayor antigüedad. Los plexos nerviosos se distribuyen a lo largo del raquis vertebral, algunos autores lo asimilan a un cerebro dispersado por secciones, otros afirman que se trata de varios cerebros pequeños. En todas las centrales nerviosas circulan corrientes bioeléctricas, en forma de impulsos, se trata de *ondas conductoras de bioelectricidad* para producir la energía del movimiento. Siguiendo las leyes de la Física, se afirma que toda corriente eléctrica, sin importar su origen, genera a su alrededor un campo magnético, por lo tanto, estamos en condiciones de afirmar que los impulsos nerviosos provenientes del cerebro y sus terminales periféricas generan *campos electromagnéticos*, a los que es posible denominar *"cuerpo bioeléctrico"* y que los antiguos filósofos orientales conocieron como "aura".

El término "vórtice" alude al comportamiento de ciertos sectores del campo bioeléctrico donde se concentra la energía y el movimiento que lo distingue es el giratorio. Los vórtices donde se distingue mayor concentración de energía son siete, y tienen coincidencia con la ubicación de los plexos nerviosos sobre la columna vertebral y con las principales glándulas de secreción interna ubicadas en las cavidades delanteras del cuerpo. Este *eje neurohormonal* tiene un orden y se pueden diferenciar, comenzando desde la cabeza, los principales centros nerviosos (vórtices), a los que generalmente se alude con las siguientes denominaciones: *coronario,* relacionado con la glándula pineal (epífisis); *frontal,* relacionado con la glándula hipófisis y el hipotálamo; *laríngeo,* que acompaña el funcionamiento de las glándulas tiroides y paratiroides; *cardíaco,* al que se lo relaciona generalmente con la glándula timo; *plexo solar,* que afecta el funcionamiento del páncreas y el bazo; *plexo sacro,* que conduce energía a las gónadas y *plexo coccígeo,* al que se le atribuye cierta relación con las glándulas adrenales.

Se ha detectado que distintos tipos de conductas y tendencias en la personalidad exhibidas por los individuos se hallan en directa dependencia al centro nervioso o centro de conciencia (vórtice) que tenga mayor actividad en cada persona en particular.

El cuerpo humano se comporta como *una estación transmisora y receptora de energía.* Dichos intercambios de la energía se realizan a través de los vórtices (chakras). Son considerados como mediadores y transformadores de todas las energías que el organismo procesa o que fluyen al mismo, e intervienen en todas las funciones orgánicas.

Los vórtices o "chakras" son los receptores de las ondas vibratorias del ambiente, actuando como *distribuidores de la energía* hacia los órganos por el conducto de las vías nerviosas. Cumplen funciones de estimulación bioeléctrica, por lo cual tienen acción directa sobre la fisiología del cuerpo material. El acceso al cuerpo se realiza a través de ciertas entradas ubicadas a lo largo del raquis vertebral, comenzando en la base de la columna y siguiendo hasta la base del cráneo, punto desde el cual se proyecta aún más arriba pues allí se encuentra la glándula hipófisis que al ser estimulada inunda de energía el cerebro, influyendo incluso sobre la glándula pineal.

Dichas puertas de acceso coinciden con los plexos nerviosos que corresponden al sistema nervioso periférico, encargado de conducir la energía hacia los órganos. Para comprender la relación entre las funciones orgánicas que son privilegio de los conductores nerviosos y las funciones de los centros bioeléctricos, se requiere seguir el *camino de los vórtices.* A continuación, desarrollaremos en forma muy breve dicho conocimiento, comenzando a partir de la base de la espina dorsal:

- En la base de la columna vertebral, se ubica un vórtice conocido con el nombre de raíz, que se relaciona con la procreación, la energía ancestral y las emociones básicas. El centro nervioso que lo representa es el plexo coccígeo, al cual la medicina oficial presta poca atención por considerarlo atrofiado dado que tuvo mayor actividad en etapas remotas de la evolución de la especie humana. En la espina dorsal, tiene conexión con la cuarta vértebra sacra.
- El segundo vórtice, ubicado en la región del hueso sacro, del cual toma el nombre, se relaciona con la creatividad, la sexualidad y los vínculos. Las funciones orgánicas que estimula el plexo (centro nervioso) sacro son principalmente las de reproducción y de eliminación. Las emociones del miedo, la desconfianza y los asuntos financieros afectan el equilibrio general de la energía en este vór-

tice. Además, se especializa en la distribución de los subsistemas de la energía vital hacia el campo de energía. Se destaca por ser el centro de gravedad y punto de equilibrio del cuerpo.

- El tercer vórtice, conocido con el nombre de plexo solar, se caracteriza por ser el de mayor tamaño en la escala de los centros nerviosos. En lo que refiere a su función como centro de conciencia, se relaciona con el sentimiento de autoconfianza. Este centro de conciencia está ligado a las funciones psíquicas del "Yo". Desde el punto de vista orgánico, tiene conexión con las funciones de digestión y asimilación. En el aspecto emocional, está relacionado con el sentido de la supervivencia y el desarrollo de la propia sensibilidad con respecto a las otras personas. En Oriente, se está estudiando la importancia de este centro, que puede ayudar al individuo a detectar efectivamente las intenciones ocultas de las personas que lo rodean. Con referencia a la columna vertebral, se localiza entre la sexta y la octava vértebra dorsal.

- El cuarto vórtice, al cual se ha denominado cardíaco, se relaciona con el corazón, el amor y los sentimientos profundos. Se lo asocia a la misericordia (piedad del corazón), a la tolerancia y a la templanza. Su punto de conexión con el cuerpo es a la altura de las vértebras dorsales, desde la cuarta hasta la sexta inclusive.

- El quinto vórtice o laríngeo se relaciona con la capacidad para comunicarse, el ejercicio de la voluntad y la posibilidad de concretar las aspiraciones personales. En los aspectos orgánicos, tiene influencia sobre el equilibrio de la garganta y de las vértebras cervicales, en particular la tercer vértebra cervical.

- El sexto vórtice se localiza en la región del entrecejo, se lo denomina frontal y para muchos estudiosos es conocido como "el tercer ojo". Puede ser de utilidad terapéutica cuando el Operador logra hacer contacto visual con el Receptor y transmitirle seguridad *enfocando la mirada, directamente en el entrecejo*. El punto de contacto de este vórtice con el cuerpo es con la primera vértebra cervical (región occipital).

- El séptimo vórtice, denominado corona situado en la parte alta de la cabeza se relaciona con la serenidad y el ejercicio de soltar las ataduras que ligan a los aspectos estrictamente materiales de la vida. Éste es el elegido en los tratamientos realizados a personas que atraviesan situaciones de crisis profunda. En los rituales de algunas religiones, al conocer la proximidad de la muerte, se acude a rituales aplicados sobre dicha parte de la cabeza, tal es el caso en los moribundos con el objeto de darles serenidad.

- El octavo vórtice, denominado punto transpersonal y cuya existencia es menos conocida, puede ser accedido sólo por algunos sanadores muy evolucionados. Proveer información sobre el mismo excede los niveles del presente trabajo.

Otros vórtices o centros de energía

Se han descripto por lo menos veinte vórtices secundarios, cuya función principal es brindar un mayor aporte de energía a ciertas regiones del cuerpo que tienen funciones de vital importancia.

A modo de síntesis, detallamos a continuación los centros nerviosos más importantes en una terapia de corrección del campo bioeléctrico:

- Centro de la planta de los pies.
- Centro de la palma de las manos.
- Maléolos externos.
- Parte posterior de las rodillas (huecos poplíteos).
- Sínfisis pubiana.
- Articulaciones sacroilíacas.
- Hígado.
- Bazo.
- Páncreas.
- Articulaciones acromioclaviculares.
- Codos.
- Muñecas.
- Articulaciones témporomaxilares.

Distintas versiones se ofrecen respecto al número total de vórtices de energía (chakras) que disponen los seres vivos, no obstante ello, sólo informamos que todos los vórtices se relacionan con el sistema nervioso, con los diversos pares de nervios craneanos y con los centros motores del cuerpo. Cuando un profesional entrenado en las técnicas de ordenamiento de la energía acciona sobre los vórtices, tiene acceso a un vasto espectro de las funcio-

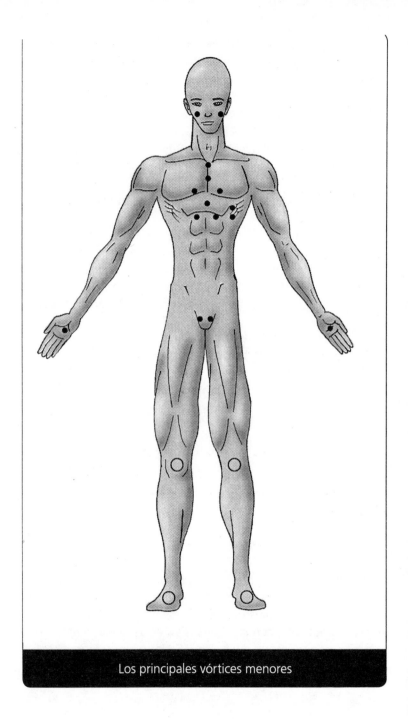

Los principales vórtices menores

nes orgánicas. El Operador que esté dispuesto a lograr excelencia profesional, descubrirá que es conveniente entender y conocer las principales funciones de los vórtices (chakras) para determinar cuál es su propósito específico y determinar *conscientemente,* hacia dónde encaminar una terapia de energía.

Cómo se activa la energía sanadora

Una de las formas más accesibles para emplear la energía activa de los vórtices (chakras) es desarrollarla a partir del vórtice del corazón, que a su vez resulta de máxima importancia para la salud del propio sanador. A continuación, se describe un ejercicio que se le enseña a los Operadores en Toque Terapéutico y que puede ser practicado por todas las personas, cuyo objetivo es aumentar la *energía atesorada* en el centro cardíaco:

- Comience por centrar su conciencia en su cuerpo por un momento, quedándose quieto para poder sentir el flujo de la energía que allí se aloja. Si continúa concentrado, comenzará a sentir una fuerza interior que invade sus sentidos, elevando el número de pulsaciones de su corazón y aumentando su sensación de vigor. Luego, enfoque el pensamiento sólo en su corazón, sienta sus latidos y piense en alguien a quien usted ame, visualice a esa persona frente a usted y envíele su amor, cual si fuese un torbellino que sale de su cuerpo y se dirige al cuerpo del ser amado. Mientras le envía su amor, actúe como un observador, pudiendo sentir cómo la energía deja su corazón y se dirige directamente hacia su amado. Intente conectarse con la sensación de que esa energía está buscando a la persona que usted ama y deje que su corazón emita esa frecuencia que se siente sólo en la vivencia del flujo de amor.
- En un segundo tiempo, manteniendo el sentimiento de amor, sienta la dinámica del vórtice (chakra) del corazón y a medida que usted percibe las características del flujo, comience a enviar este amor a una persona que se sienta depresiva o solitaria.
- A modo de comprobación, verifique el horario en que usted practicó el ejercicio y luego pregunte a la persona receptora si percibió alguna diferencia en su estado de ánimo.

La potencia sanadora del cuarto vórtice

En la tradición hebrea, según el Árbol de la Vida, se denomina Tif'eret al Cuarto Vórtice, que simboliza la energía de la armonía y la belleza. Para los hindúes, la denominación es Anahata, que significa desapego (el que fluye con la energía de la creación). *Es el vórtice intermedio entre los tres inferiores y los tres superiores.* Es a través del cardiaco que la mente debería canalizar las acciones que tiene a su cargo y es también este vórtice el mediador que emplea la compasión y el discernimiento para filtrar los sentimientos básicos, instintivos, cuya energía proviene de los vórtices por debajo de la cintura.

Es casi imposible equivocarse en el reconocimiento de la energía del amor verdadero, ella nos brinda la más pura conexión con la fuerza de vida. Es la fuerza más poderosa. Todos tenemos una percepción clara cuando no nos sentimos amados, ya sea debido a la ausencia de un ser querido o porque estamos en una relación que no nos satisface. La consecuencia es una gran pérdida de energía.

El amor servil y la posesión agotan el sistema energético. Cuando amamos en forma condicionada, interferimos con el libre fluir de esta preciosa energía. La sombra del amor se manifiesta en amargura, celos y rencor. Estas emociones también interfieren con nuestra habilidad para amarnos y respetarnos. Son obstáculos en nuestro camino hacia lograr el verdadero *matrimonio de nuestras energías internas.*

Para recuperar la energía del cuarto vórtice

Comienza por ti mismo, cuidándote, haciendo aquellas cosas que has postergado y que te darían bienestar (viajes, paseos, cursos, descanso, etc.). El trato gentil hacia ti mismo se traduce en perdonar tus fallas y apreciar tus aciertos. Luego, trabaja en tu interior para abrir tu corazón hacia los otros, sin esperar devolución. Trata de apreciar y valorar cada minuto de tu día. Sonríe siempre, tanto bajo la lluvia como en las temperaturas más extremas. Y cuando sientas que decaes en tus intentos, acude al siguiente ejercicio:

Imagina que estás conectado a una energía superior, que hay un puente entre ambos. Envía tus temores y necesidades hacia allí para ser captados. Luego, atrae mucha luz hacia tu conciencia. Ahora dibuja líneas de energía que envían mensajes de energía amorosa a otras personas. Pronto percibirás un estado "muy especial".

Cómo se potencia el sistema de autodefensa psíquica

El plexo solar es el centro de supervivencia, *se siente "en la panza"* cuando algo anda mal en nuestras vidas o cuando tenemos un disgusto. Esto lo convierte en el vórtice apropiado para emitir una energía tranquilizadora hacia una persona que se encuentra tensa. Esta técnica es parte del entrenamiento del Operador en Toque Terapéutico y la ofrecemos en este libro para que pueda practicarla:

- Cuando una emoción se hace presente en el plexo solar, se siente una fuerte tensión por encima del ombligo. Trate de soltar la sensación que se verifica en ese lugar, luego sienta el fluir de esta energía y fíjese si logra identificar lo que caracteriza a ese flujo. Relajar la musculatura circundante, oxigenarse y calmar la zona para beneficio propio, permite utilizarla posteriormente para conectarse con la sensación gratificante al tiempo que se piensa en alguna persona que necesita serenarse.
- Cuando se decide explorar las intenciones de otras personas, es posible recibir una idea de lo que las personas sienten (repulsión, atracción, confianza), sólo hay que concentrarse en la región del ombligo. Al conectarse con esas intenciones, tome en cuenta lo que le dicen esas energías, lo orientan a usted para tomar sus precauciones.

Éstos son algunos ejemplos que pueden demostrar que a medida que un Operador descubre las funciones de sus propios centros de conciencia (vórtices, chakras), se va dando cuenta en qué medida son también sus aliados para proyectar energía hacia el Receptor.

El Receptor es responsable por su cambio de conciencia

Es posible establecer una analogía entre los centros de energía y la huella del ADN. Así como el ADN permite establecer patrones de aminoácidos que hacen únicos a los seres físicos, los centros de conciencia son una parte intrínseca del ser humano que los hace únicos. No es posible cambiar los vórtices del Receptor por voluntad del Operador, sólo se puede modificar la dirección del flujo de energía de los mismos y la forma en que ésta fluye hacia ellos.

La estimación de los vórtices permite detectar el desequilibrio del flujo de energía y, a continuación, el Operador tiene la posibilidad de dirigir la energía hasta lograr armonizarlos.

Técnicas básicas en Terapias de Bioenergía

- Manos polarizadas: Se colocan las palmas de las manos en forma paralela y éstas se comportan como los dos polos de un imán, creando un campo de energía capaz de ordenar las partículas en estado caótico que rodean una región dolorida del cuerpo.
- Palma extendida: La palma de la mano abierta se aplica en el tratamiento de las tensiones musculares más rebeldes.
- En el centro de la palma de las manos se verifica el máximo intercambio de energía, un Operador entrenado puede percibir este movimiento y aprovechar esta potencia en la aplicación del tratamiento de las articulaciones doloridas. Cuando el Operador coloca ambas palmas sobre los hombros del Receptor, se produce una llegada rápida de energía a la zona pectoral que mejora los estados de ánimo.
- Trípode: Es una técnica que se aplica luego de unir los dedos índice y mayor. Concentra la energía y es elegida en los tratamientos que requieren mayor intensidad y velocidad. Esta técnica da buenos resultados en el caso de las epístaxis (sangrado de nariz) como modalidad en los primeros auxilios, y en el resfriado común para descongestionar la nariz en pocos minutos.

Los profesionales que aplican el conocimiento de los meridianos de Acupuntura se benefician con esta técnica pues es posible aplicarla en los puntos que presenten mayor resistencia a otros tratamientos. Podrán verificar que la energía detenida en un punto comienza a fluir y que los puntos se conectan entre sí generando una corriente de energía nerviosa que acelera la recuperación de su paciente.

- Cortocircuito: Esta técnica consiste en aplicar el trípode en modo discontinuo, con el objeto de producir cortas descargas de energía. Se aplica en la región dorsal para liberar las tensiones musculares superficiales que se consideran rebeldes por la persistencia en su aparición. Dicha recurrencia es un indicador de un sustento emocional compuesto por asuntos del pasado sin resolver.

Si el Operador percibe la recurrencia de estos síntomas, se sugiere que agregue un tratamiento intensivo de los vórtices segundo y cuarto.

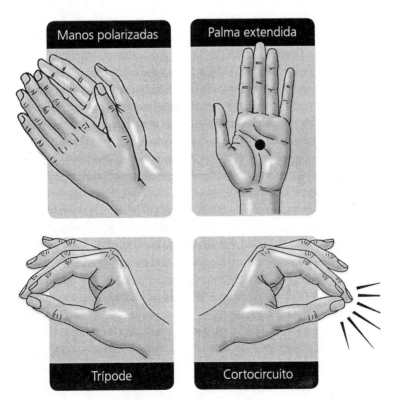

Manos polarizadas

Palma extendida

Trípode

Cortocircuito

Ejemplos de tratamiento

- **Hipertensión:** Cuando el Operador coloca sus manos alrededor del cuello de la persona hipertensa, verifica la presencia de una tensión que no corresponde con los aspectos musculares, se trata de una congestión de la energía que quiere escapar de ese lugar, como si una parte de ese individuo quisiera salir por el cuello. Este tipo de personas suelen enrojecer su rostro y se hacen muy sensibles a lo que los rodea. La impresión que da su piel es que podría explotar para permitir que algo que bulle por debajo se haga presente. La sensación se percibe con mayor fuerza en la región donde las arterias carótidas entran a la cabeza, se siente un desorden, no hay un flujo equilibrado en dicha área en particular.

  Al colocar la mano cerca del campo de energía que rodea el cuello se siente un caos, un flujo desparejo, una falta de ritmo. Al trabajar con las manos alrededor del cuello se ofrece a la energía una oportunidad de remodelarse, se utiliza una técnica para despejarla que consiste en movimientos similares al masaje de la zona del cuello y los hombros, practicado *a cinco centímetros de distancia de la piel*. Luego se vuelve a realizar la estimación en la zona para comprobar si hace falta continuar modulando la energía. Con el objeto de modular la energía en el campo de un Receptor, es necesario que el Operador busque la calma en su propio corazón, que genere quietud interior y la conduzca hacia sus propios brazos, transmitiéndola con sus manos al Receptor, especialmente en el área donde se sintió el desorden, así como en la región del corazón.

- **Dolor lumbar:** En un paciente con dolor en la parte baja de su columna vertebral, se sienten claves distintas. Un Operador puede por momentos sentir que se refleja en su cuerpo el dolor del paciente, sintiendo una interrupción del flujo de la energía, una fuerte tensión en los músculos de su mano en el momento en que realiza la estimación. Dicha tensión se corrige relajándose conscientemente para liberarse de la molestia, trayendo una sensación de calma a la mano, llevándola a la zona dolorida del Receptor para dejar ir el dolor. El procedimiento que sigue el Operador es el de colocar una mano sobre la región lumbar y la otra sobre los músculos pectorales, dirigiendo la energía en dirección a los pies del Receptor.

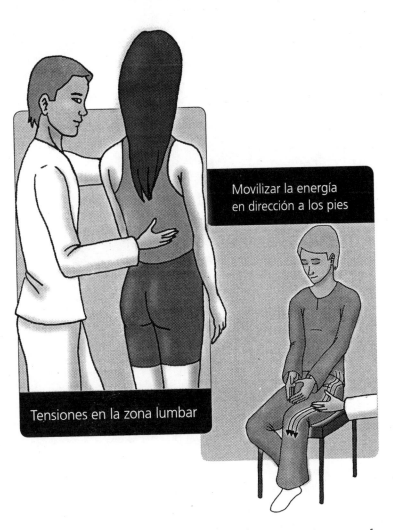

Movilizar la energía
en dirección a los pies

Tensiones en la zona lumbar

- **Región escapular:** Esta región suele presentar tensiones y es frecuente motivo de consulta debido a las posiciones viciosas que se
adoptan en la posición sentado y a las desviaciones de la columna
vertebral tan comunes en las escoliosis idiopáticas. La técnica para
aliviar estas tensiones es la de aplicar *ambas palmas abiertas* ubicadas por debajo de las escápulas durante unos minutos. El operador puede llevar a cabo esta técnica con un receptor en posición
de pie, acostado o sentado. El receptor sentirá alivio de la pesadez
y un estado de relajación reconfortante que le permitirá continuar
con sus tareas con una mejor disposición anímica.

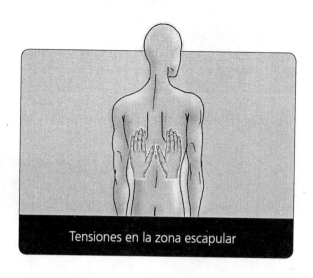

Tensiones en la zona escapular

- **Dolor en el codo:** El dolor en las articulaciones de hombro, codo y muñeca puede ser tratado por aplicación de la técnica equilibrante de la comunicación entre las articulaciones. El operador coloca sus manos formando *el trípode* y permanece unos minutos en contacto con la articulación del dedo pulgar, por encima y por debajo de la misma. Luego desplaza una de sus manos hasta la articulación del codo, permaneciendo la otra en contacto con la del pulgar. El siguiente paso será trasladar una mano hasta la articulación del hombro sin perder contacto con la del codo para, finalmente, conducir la energía desde el hombro hasta el plexo braquial situado en la región de las primeras vértebras dorsales.

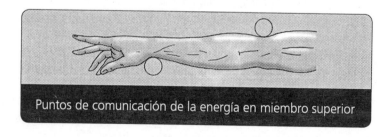

Puntos de comunicación de la energía en miembro superior

Pautas eficaces para dirigir la energía durante la sesión

- Debido a que muchos de los centros de energía toman contacto con la espina dorsal, es aconsejable comenzar por "desenrollar" la energía que está atrapada en los músculos paravertebrales y moverla hacia la periferia.
- Dado que la energía se dirige desde la cabeza hacia los pies, la técnica aplicada para favorecer la descarga de las tensiones nerviosas, incluye movimientos que movilizan la corriente de energía en dirección hacia los pies. En cada planta de pie (zona del arco) se dispone de un vórtice, que sirve para desechar las energías que expulsa el cuerpo y para hacer fluir la energía magnética, proveniente de la Tierra, hacia los vórtices primero y segundo.
- La mayoría de los nervios que se localizan en las extremidades inferiores están ubicados en la parte posterior de las piernas; el Operador puede hacer propicia esta circunstancia para trabajar desde atrás con el objeto de disipar esa energía, que en la mayoría de las personas se presenta estancada.
- Que el Operador compruebe si sus propios centros de energía están en equilibrio, es una práctica constante, tanto durante el desarrollo de la sesión como en la vida cotidiana del mismo. La autoexploración es importante para mejorar la calidad de tratamiento que brinda el Operador pues difícilmente pueda hacer fluir la energía de otros si la suya se ha estancado.
- Para proyectar energía en forma eficaz, es bueno conocer qué tipo de energía se está proyectando sobre otros seres humanos. Que el Operador pueda entender la forma natural en que estas energías funcionan sirve para ayudar mejor al Receptor.

Los pares de opuestos aplicados en Toque Terapéutico

En el caso de las personas sanas, la energía fluye en forma constante y pareja. Cuando el Operador ha "estimado" la presencia de algún desequilibrio, éste debe ser balanceado hasta obtener un equilibrio entre ambos lados del sistema. Se asume que existe un principio de los pares de opuestos que se aplica al Toque Terapéutico, es decir, que si encontramos un área que se siente caliente, intentaremos enfriarla, si hay una congestión de la energía, haremos que fluya, si hay sensación de estática, trataremos de retirarla. Para proceder en distintos casos, utilizaremos el método de las imágenes creativas como se detalla a continuación:

- Para obtener el equilibrio de ambos lados del sistema, tomamos la imagen mental de los platillos de la balanza, que se presentan desnivelados cuando hay diferencia y que podemos ir lentamente ubicando al mismo nivel.
- Para enfriar una zona caliente, nos concentraremos en algo muy frío, nos conectamos con lo que se siente en el cuerpo en una mañana a campo abierto y con los pastos escarchados. Se transporta luego esa sensación, con intención, desde el corazón y se pasa hacia los brazos, conduciendo hasta la salida por la palma de la mano.
- Si siente cosquillas tal como si se hubiera dormido una parte, recuerde momentos de calma que haya vivido y lleve el sentimiento desde los brazos hasta la mano para proyectarla al paciente.
- Si la sensación es de entumecimiento o algo similar a un calambre (contraído, apretado), el Operador puede enviar un sentimiento de relajación enfocado hacia la región correspondiente.

Las sensaciones físicas del propio Operador son sus aliados para proyectar distintos niveles de energía al Receptor.

Duración de una sesión

Debido a que todas las personas son distintas, el tiempo en que se desarrolla cada sesión es variable. Puede establecerse entre 20 minutos y hasta 90 minutos en personas adultas. Los niños requieren menor tiempo por su rápida capacidad para volver al orden. Un bebé puede necesitar apenas tres minutos.

Depender del reloj es un límite externo, que no armoniza con la filosofía del Toque Terapéutico. Esta técnica trasciende fronteras donde el tiempo no existe, se trata de dimensiones impensadas para la mente racional controladora. Sumado a ello, la fascinación que ejerce esta experiencia tanto sobre el Operador como sobre el Receptor va más allá de la percepción del tiempo, que sólo se percata del transcurrido cuando la sesión ha finalizado.

Cuando el Operador comienza a percatarse del paso del tiempo es porque ya su función está cumplida, por lo tanto ha llegado el momento de dar el cierre a la sesión. Otra señal que registran ciertos operadores es una sensación particular de "corte de la energía" que describen como el cese de la emanación de este flujo que percibían al comenzar el encuentro terapéutico. En general cuando el campo de la energía ha quedado en equilibrio, el Operador siente una agradable sensación de tarea cumplida frente a su obra. Es posible que esa sesión sea una de varias que el Receptor necesitará recibir, pero esa sesión única ha finalizado en ese único momento.

En algunas ocasiones, las evidencias provenientes desde el paciente en forma de *espasmos musculares bruscos*, el descenso de la temperatura corporal, gestos que indican la presencia de algunas sensaciones de incomodidad; requiere el cierre anticipado o la interrupción de una sesión antes de lo habitual. Esto puede deberse a la excesiva sensibilidad del Receptor o a una dosis excesiva de energía. El Operador debe procurar estar muy atento durante la sesión y, a su vez, debe conocer a su paciente lo suficiente como para prever su respuesta ante una experiencia transpersonal.

Conocer al paciente implica la confección cuidadosa de una ficha clínica, compuesta por una serie de preguntas de rigor, en relación a su salud física y emocional.

Es muy importante extremar los cuidados, específicamente en el caso de los pacientes añosos, las personalidades psicopáticas, la hiperestesia o aun la extrema sensibilidad. Esta serie de datos se obtiene a través de la charla previa, realizada al comienzo de la sesión de tratamiento.

Cuidados al finalizar la sesión

Al finalizar la sesión de Toque Terapéutico, la despedida entre el Operador y el Receptor ha de rodearse de un halo de serenidad y afecto. Sugerimos practicar el "abrazo energético", que consiste en un suave masaje sobre la ropa, ubicando las manos sobre los vórtices de energía que están situados sobre la espalda al retirarse el Receptor, que permite soltar los hilos sutiles entre ambos.

A continuación, el Operador procede de la siguiente forma:

- Descansa aproximadamente 15 minutos, luego de haber finalizado la sesión
- Se higieniza cuidadosamente manos y rostro.
- Bebe un vaso de agua pura.
- Se relaja mental y físicamente unos minutos antes de ingerir alimentos.

Por otra parte, se aconseja al Receptor proceder de la siguiente manera:

- Descansar 30 minutos al finalizar la sesión.
- Al retomar sus tareas cotidianas, debe evitar las discusiones y cierto tipo de conversaciones que puedan perturbar su ánimo.
- Ingerir comidas livianas luego de la sesión.
- Retirarse a dormir temprano esa noche.

Recomendaciones generales para el Operador

- No subestime su trabajo aunque el paciente exprese que no ha sentido ningún efecto o que el dolor no se le ha retirado. En muchos casos el dolor es rebelde y se quitará más tare, así como la tensión nerviosa.
- Las tensiones nerviosas suelen ir bajando de nivel a partir de la tercera sesión, no obstante lo cual, el paciente suele tener expectativas de solución inmediata. Hay que tener en cuenta que los pacientes que acuden a una terapia alternativa llegan esperando "curas milagrosas" y "soluciones instantáneas".

- Recuerde que los dolores y las tensiones musculares se van instalando en el cuerpo a través de muchos meses e inclusive años, siendo el fruto de un proceso que finalmente adoptó la forma de una migraña, una contractura severa, un estado de cansancio crónico u otras dolencias frecuentes.

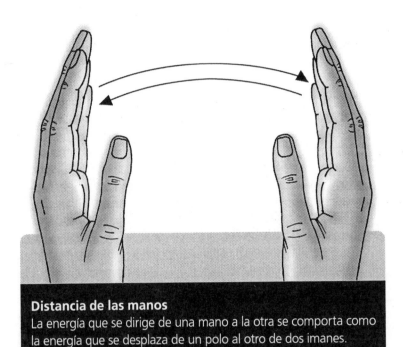

Distancia de las manos
La energía que se dirige de una mano a la otra se comporta como la energía que se desplaza de un polo al otro de dos imanes.

La estimación y el tratamiento

ESTIMACIÓN	SE SIENTE	TRATAMIENTO	CUIDADOS
Congestión suelta.	Calor y pesadez.	Despejar utilizando las manos a modo de escobillas.	Comenzar desbloqueando los pies del Receptor.
Déficit de energía. Cavidad abierta.	Succiona la mano.	Transferencia de energía del Operador al Receptor.	Cuidarse de la sobrecarga y establecer unión con el campo del Receptor.
Desequilibrio local.	Estática, aguijoneo, ritmo discontinuo.	Armonizar el conjunto de emisiones de cada órgano del Receptor.	Visualizar imágenes internas que representen el orden.
Congestión apretada.	Frío intenso, sensación de vacío.	Aflojar la congestión y emitir energía a la zona de referencia.	Continuar hasta que comiencen señales de relajación muscular en el Receptor.

A manera de epílogo

"Para destronar a un déspota
has de quitarle el trono que le
reservaste en tu corazón".

Los buenos comienzos suelen iniciarse con un juego.

Encontrarse con el propio cuerpo y el propio ambiente para conocer la unidad desde la experiencia, requiere volver a jugar cual niños pequeños, sin disociar la mente del cuerpo.

Cómo darse cuenta si la energía es real

Si colocamos las palmas de las manos enfrentadas entre sí, con un espacio cosiderable entre ellas, y permanecemos así por unos minutos, comenzaremos a percibir sensaciones tales como cosquilleo, calor, frío, pesadez y algunas otras señales, que no estaban ahí en el comienzo de dicha práctica.

Si continuamos por varios minutos, dichas sensaciones irán aumentando en intensidad y dando como resultado una clara impresión de que, finalmente, el vacío no existe, tal como lo han postulado las leyes de la Física moderna.

Un ejercicio para facilitar la transmisión de energía

- Estirar las palmas de las manos en forma muy tirante, sin aflojar. Continuar estirando los dedos, separándolos entre sí y apartándolos del cuerpo, hasta sentir que la piel se encuentra tensa hasta su límite máximo.
- Enfocar la atención en el centro de la palma y poner atención en lo que siente. Es posible sentir que la piel se abre o que se quema, acaso sensaciones de calor, vibración, cosquilleos, percepción de algo instalado en el centro de la mano, que se siente pero que no se puede ver. El calor que se siente es diferente al conocido calor de los cuerpos. Realizando este ejercicio, es posible distinguir la sutil diferencia.

Un campo de energía entre las manos

Con las palmas de las manos enfrentadas entre sí y la mente enfocada en las yemas de los dedos, comience con una separación de dos centímetros entre ellos, hasta sentir alguna de las siguientes manifestaciones:

- Calor intenso localizado en las yemas.
- Calor intenso en el centro de las palmas.
- Sensación de presión.
- Cosquilleo, similar a ondas de electricidad.
- Redes que enlazan una mano con la otra.
- Otras sensaciones que le parezcan "diferentes" de lo común.
-

Cuando se practican los ejercicios descriptos más arriba, se puede tener la propia comprobación de la existencia de los campos de energía en el propio cuerpo.

En los seminarios prácticos de Toque Terapéutico se realizan dichos ejercicios y otros que los complementan. Los estudiantes comprueban su propia capacidad e intercambian energía con otros asistentes en su primer seminario. A medida que practican asiduamente, crece su seguridad en su propia capacidad para modular y transmitir energía a otras personas y a sí mismo.

Cuando una persona entiende qué es el intercambio de energía vital, está en condiciones de abrir su corazón para aceptar la intervención saludable de un Operador en Toque Terapéutico. Si decide entrenarse para ser un sanador, habrá de sanar en primer lugar su mundo interno. También, es importante que muchas personas a quienes no les haga falta recibir una sesión de TTT, puedan vivenciar que existe una energía sanadora que fluye entre las personas y que puede aplicarse con fines terapéuticos.

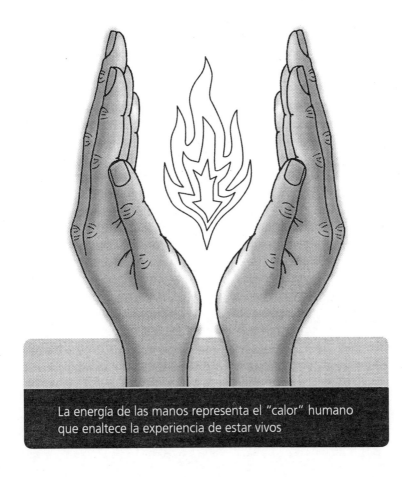

La energía de las manos representa el "calor" humano que enaltece la experiencia de estar vivos

Bibliografía

BERKOW, ROBERT, ed., *El manual Merck de diagnóstico y terapéutica,* Harcout Brace de España, S.A., Madrid, 1994.

BRENNAN, BARBARA, *Manos que curan,* Ediciones Martínez Roca S.A., Barcelona, España, 1990.

CHOA KOK SUI, *Manual práctico de curación pránica,* Editorial Kier, Buenos Aires, Argentina, 1997.

CHOPRA, DEEPAK, *La curación cuántica,* Plaza & Janes Editores, Barcelona 1992.

GERBER, RICHARD, *La curación energética,* Robinbook, S.L., Barcelona, 1993.

KAPTCHUK, TED, *The web that has no weaver,* Congdon and Weed, New York, 1983.

KRIEGER, DOLORES, *Living the Therapeutic Touch: Healing as a lifestyle,* Dodd, Mead and Co., New York, 1987.

KRIEGER, DOLORES, *How to use your hands to help and to heal,* Prentice-Hall, Englewood Cliffs, New Jersey, 1979.

KRIEGER, DOLORES, Ph. D., R.N., *Therapeutic Touch: How to use your hands to help or to heal.* Englewood Cliffs, NJ: Prentice-Hall Press, 1979.

KRIEGER, DOLORES, Ph. D., R. N., *Therapeutic Touch Inner Workbook: Ventures in Transpersonal Healing.* Santa Fe: Bear & Company, 1993.

MACRAE, JANET, *Therapeutic Touch: A Practical Guide,* Alfred A. Knopf, N. York, 1988.

MYSS, CAROLINE, *Why people don't heal and how they can,* Harmony Books, N. York, 1997.

SHEALY, NORMAN, *The Self-Healing Workbook,* Element Books Inc., E.E.U.U. 1993.

VINARDI, LIVIO, *Biopsicoenergética I,* Editorial Kier, Buenos Aires, 1991.

Agradecimientos

En primer lugar, agradezco a mis tres hijos por haber respetado mis silencios y mis ausencias, por escucharme aunque no medien las palabras, por aceptarme, por cuidarme y por ayudarme a crecer. Cada uno de ellos me ha enseñado mucho y me siento privilegiada pues la vida me ha bendecido con la presencia de Alejandra, Ignacio y Germán.

Agradezco a todos mis alumnos por haber entendido mi mensaje y continuar a mi lado, a pesar de los obstáculos que se presentan cuando pretendemos mostrar a otros que existen nuevos caminos para alcanzar la salud y el bienestar.

Índice

Prólogo de la autora **9**

CAPÍTULO I
¿Existen los milagros en la salud? **11**
    ¿Qué es la Sanación Transpersonal?   12

CAPÍTULO II
Bienvenidos al nuevo paradigma **14**
    La Filosofía y las ciencias   15
    Razón y sentimiento   16
    Salud y Vida Espiritual   17
    Virus inteligentes   18
    Ayúdate para que te ayuden   18
    "Todo lo que sé, es que no sé nada"   19
    Puedes someterte a tratamiento o hacerte cargo de tu salud   21
    ¿Cómo me convierto en "persona total"?   22

CAPÍTULO III
La enfermedad sigue al desorden **23**
    Vórtices de energía   24
    Desequilibrio y bloqueo de la energía   24
    Corrección del campo de energía   24
    Sistemas de energía   25
    Concepto de Entropía   26
    Las estructuras de la vida   27
    Aportes de Ilya Prigogine   28
    El orden biológico y las estructuras disipativas   28
    Niveles de jerarquía   29
    La realidad multidimensional   30
    Los sistemas abiertos   31
    Un sistema abierto que tiene dos lados   31

CAPÍTULO IV
Terapias de Energía.. **33**
Concepto de Bioenergía 34
Tejiendo la propia salud 34
Las enseñanzas de Oriente y Occidente 34
Chakras y plexos nerviosos 35
La sutileza en la salud 35
El hombre primitivo 36
Masaje en el campo de energía 36
Indicaciones de la Terapia de Bioenergía 37
Concepto de Bioterapia 38
Un método no invasivo y libre de contraindicaciones 39
Influencia de los elementos externos 40
La Bioterapia profesional 40

CAPÍTULO V
Fundamentos teóricos del
Toque Terapéutico Transpersonal................................. **42**
Una introducción a la Física cuántica 42
Las ondas, las partículas y las expectativas del observador 43
El comportamiento del paciente 44
La Física cotidiana 44
Las ondas y las partículas 44
Los electrones 45
Biocampo cuántico 45
La energía vibrante 46
Aspectos visibles del biocampo 47
Sugerencias para el desarrollo de la visión doble 47
Secretos de la visión doble 48
La ciencia se interesa por las escuelas de Bioenergía 48
La Intención Consciente 49
Definimos el Toque Terapéutico 50
El encuentro terapéutico más antiguo: la imposición de manos 51

CAPÍTULO VI
La Teoría del plasma biológico **52**
Semiconductores y procesos biológicos 53

Definición de plasma biológico   54
El campo psicodinámico universal   55
Distorsiones en el campo de energía   55
Concepto de Operador y Receptor   56
Intervención consciente del Operador   57

CAPÍTULO VII
La realidad transpersonal.................. **58**
Potencial sanador de los estados no-ordinarios de conciencia   59
Toque Terapéutico: una experiencia transpersonal   60

CAPÍTULO VIII
La enfermera de dos mundos **62**
Origen del Toque Terapéutico   63
El Operador en Toque Terapéutico acompaña al tratamiento médico   64
Sistema neurovegetativo y Toque Terapéutico   65
Los desórdenes en la energía pueden ser "estimados por tacto"   65
Investigaciones del proceso terapéutico   66
La integración: una vía hacia la salud física y mental   67

CAPÍTULO IX
Pasos del Tratamiento **69**
Pasos iniciales   70
Diferencia entre estimación y diagnóstico   70
Supuestos básicos en Toque Terapéutico   72
La información obtenida por el tacto   74
Ampliando el concepto de las claves para la estimación   75
Desplazamientos de la energía   76
La Estimación precede al tratamiento   81
Cuidados del Operador al finalizar la sesión   81
¿Qué hace la diferencia en un vínculo terapéutico?   82

CAPÍTULO X
Desarrollo de las sesiones **84**
La Intención Consciente como factor determinante   84
Un noble corazón es el comienzo de la eficacia sanadora   86
La compasión aumenta la efectividad del Operador   87
El principio del ritmo   88

¿Qué aporta el Toque Terapéutico en problemas de salud?   89
Los sistemas orgánicos más receptivos al Toque Terapéutico   90

CAPÍTULO XI
Camino de vuelta a la salud **93**
El campo energético humano   93
Varias técnicas aplicadas en una sesión   95
Los vórtices de energía, aliados del Operador   96
Otros vórtices o centros de energía   99
Cómo se activa la energía sanadora   101
La potencia sanadora del cuarto vórtice   102
Para recuperar la energía del cuarto vórtice   .   102
Cómo se potencia el sistema de autodefensa psíquica   103
El Receptor es responsable por su cambio de conciencia   104
Técnicas básicas en Terapias de Bioenergía   104
Ejemplos de tratamiento   106
Los pares de opuestos aplicados en Toque Terapéutico   110
Duración de una sesión   110
Cuidados al finalizar la sesión   112
Recomendaciones generalespara el Operador   112
Cómo darse cuenta si la energía es real   115

A manera de epílogo **115**
Un ejercicio para facilitar la transmisión de energía   116
Un campo de energía entre las manos   116

Bibliografía **119**

Agradecimientos **121**